health

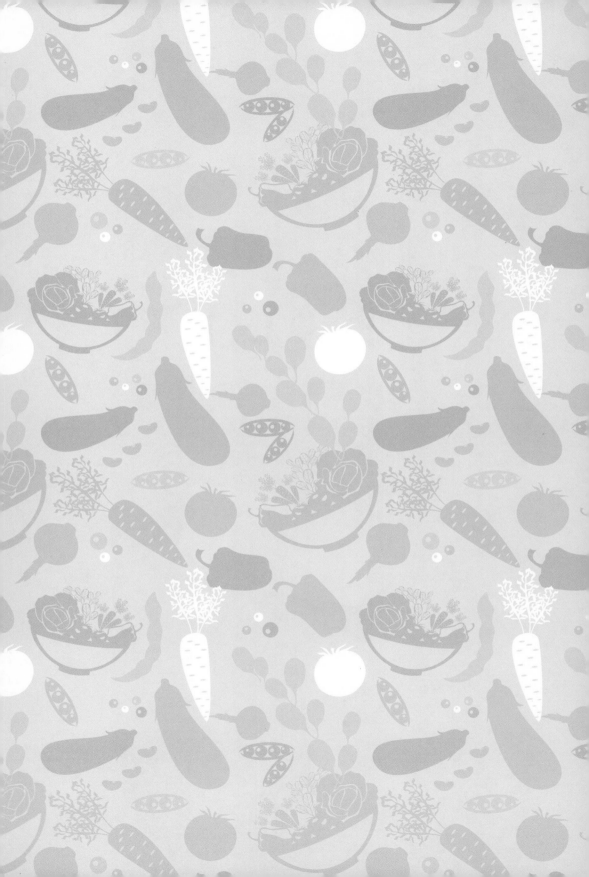

养生堂 食谱

食物自有良药
菜市场
买到的养生方

彭玉清 著

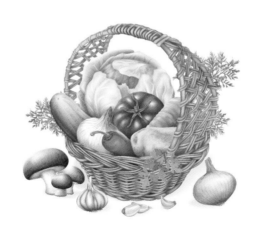

浙江出版联合集团
浙江科学技术出版社

图书在版编目（CIP）数据

食物自有良药：菜市场买到的养生方/彭玉清著. —杭州：
浙江科学技术出版社，2015.7
ISBN 978-7-5341-6598-6

Ⅰ.①食… Ⅱ.①彭… Ⅲ.①食物养生 Ⅳ.①R2

中国版本图书馆CIP数据核字（2015）第078632号

食物自有良药：菜市场买到的养生方

》》》 彭玉清 著

责任编辑：刘 丹		**特约编辑：**鹿 瑶	
责任校对：梁 峥 沈久凌		**特约美编：**王道琴	
责任美编：金 晖		**封面设计：**夏 鹏	
责任印务：徐忠雷		**版式设计：**韩慕华	

出版发行：浙江科学技术出版社

地　　址：杭州市体育场路347号

邮政编码：310006

联系电话：0571-85058048

制　　作：日知图书（www.RZbook.com）

印　　刷：北京艺堂印刷有限公司

经　　销：全国各地新华书店

开　　本：710×1000　1/16

字　　数：300千字

印　　张：12

版　　次：2015年7月第1版

印　　次：2015年7月第1次印刷

书　　号：ISBN 978-7-5341-6598-6

定　　价：32.80元

前言

　　相信很多人都听过"药食同源"一词，但是能深入了解这四个字含义的人却并不多。那么到底什么是"药食同源"呢？

　　"药食同源"是指我们日常食用的一些食材同时也是能治病的药材。中医认为食材和药材并没有明确的划分，常见中药材所讲究的"四性五味"理论同样也可以运用到食物上。

　　如今随着人们生活水平的提高，"吃不对"成了导致各种富贵病、慢性病的罪魁祸首。如果能够了解蔬菜、瓜果的皮、肉、根、茎、叶、籽等部分的详细功效，知道食用应季蔬果对身体的好处，掌握食材选购和保存的种种技巧，那么就不用再担心"病从口入"了。当然若能再多了解一些食材的营养搭配方法，对祛病保健更有事半功倍的效果。

　　本书正是基于此，希望通过对菜市场常见食材的营养讲解，帮助读者快速、准确地了解食材特性，力图让读者轻松吃对、吃好，吃出健康。

　　书中所提及的所有食材都是在菜市场可以轻易买到的，并且根据蔬果的颜色为读者讲解了目前最新、最科学的蔬果色彩营养学。比如红色蔬果可以提高食欲和刺激神经系统的兴奋性；绿色蔬果具有疏肝养肝等功效；黄色蔬果可以调节胃肠消化功能，减少皮肤色斑，延缓衰老；黑色蔬果可以刺激内分泌系统，有益胃肠的消化和增强造血功能等。

　　从今天开始，愿您能认真学习菜市场中的营养学，获取藏在食材中的养命方，帮助自己和家人吃出不老不病的健康人生。

彭玉清

目录
Contents

第二章

菜市场里的色彩营养学

第三章

食话食说，吃饭就是能治病

感冒 / 104

咳嗽 / 108

健康

，

第一章

主妇必备的
健康买菜经

在当今这个时代，吃饭早已不再是为了果腹，更多的是为了健康和营养。如何吃最营养、怎么吃最科学是众多家庭主妇最关心的事情。而在食品安全步步惊心的当下，健康安全地买菜也成了一门学问，需要认真学习。

· *Healthy* ·

藏在菜市场里的健康哲学

五类膳食，保证营养平衡

"五谷宜为养，失豆则不良；五畜适为益，过则害非浅；五菜常为充，新鲜绿黄红；五果当为助，力求少而数；气味合则服，尤当忌偏独；饮食贵有节，切切勿使过。"根据中医文献中这段关于平衡膳食的论述，我们可以把每天要吃的食物分成以下五大类，只要每天按类别适量选择食用，就能基本保证营养的平衡。

1.谷类粮食为主食。粮食是热能的主要来源，饮食中最好坚持粗细搭配。普通人每天的粮食摄入量应根据运动量来确定，以每天250～400克谷类为宜，其余的热能由肉、蛋、鱼等副食供应。总体来说，碳水化合物摄入量应占总热能供给的55%～60%，约占膳食总量的32%。

2.富含动物蛋白的食物，包括肉、禽、蛋、鱼等。成人每日应摄入70～80克蛋白质食物，占总热能的10%～15%，其中肉类约50克，提供蛋白质8～10克；蛋类25～50克，提供蛋白质6克。理想的蛋白质摄入比例应是动物蛋白占1/3，豆类蛋白占1/4，其余部分则从谷物中获得。鸡蛋和牛奶不能代替肉类。

3.豆类、乳类及其制品。豆类富含蛋白质、不饱和脂肪酸和卵磷脂等营养素，而且豆类蛋白质富含赖氨酸，与谷物同食，可优势互补。豆类因营养丰富而被称为"植物肉"和"绿色牛奶"。应经常摄入豆类、乳类。乳类250克约提供蛋白质7克，这样不仅可增加钙的摄入，还可滋养胃肠黏膜。本大类食物应占每日膳食总量的9.5%。

4.蔬菜、水果。蔬菜、水果是人体维生素、矿物质和膳食纤维的主要来源。每人每天对蔬果的需求量约为800克（其中4/5为蔬菜，1/5为水果）。蔬菜中最好有一半为绿色或有色的叶菜类,尽量多样化。颜色深的蔬菜往往含有较多的生物活性物质,具有较强的抗氧化能力。水果能帮助消化,每人每天可摄食100～200克新鲜水果,建议在饭后1小时生食。

5.油脂类。油脂可供给热能,促进脂溶性维生素的吸收,并供给不饱和脂肪酸。植物油所含的必需脂肪酸比动物油高。动物油饱和脂肪酸多,所含的胆固醇较高,过多摄入会导致动脉硬化和心脑血管疾病,应少吃。油脂的摄入可以按每千克体重1克计算(包括肉、鱼、蛋等动物食品中的油脂,连同植物油脂在内)。当然,肥胖的人应适当减少油脂摄入量。

三餐吃好,无病到老

《陆地仙经》记载:"早饭淡而早,午饭厚而饱,晚饭须要少,若能常如此,无病直到老。"

以此为基础,我们可以归纳出以下三大科学配餐原则:

1.三餐热能比例适当。现实生活中常常是早餐马虎,中餐凑合,晚餐全家福,而科学的吃法应是"早餐要吃好,午餐要吃饱,晚餐要吃少"。

2.三餐间隔合适。两餐间隔4～6小时,要定时定量,不可暴饮暴食。

3.膳食结构平衡,主副食搭配平衡。主食要粗细搭配、干稀搭配,副食要生熟搭配、荤素搭配。

食物四性与饮食宜忌

古人参照中药,把食物分为四性,即寒、凉、温、热(连同不寒不热的平性,也称五性)。清代医学家黄宫绣说:"食物虽为养人之具,然亦于人脏腑有宜、不宜。食物入口,等于药之治病同为一理,合则于人脏腑有益,而可却病卫生;不合则于人脏腑有损,而即增病猝死。"所以,食性与药性相同,饮食宜忌要根据食物之性、身体素质、疾病性质合理选择,此外还要与四时气候相适应。《黄帝内经·素问》中说:"用寒远寒,用凉远凉,用温远温,用热远热,食宜同法,此其道也。"寒凉季节少吃寒凉性食物,炎热季节少吃温热性食物。

饮食五味决定五脏安康

五味是指食物的辛、甘、酸、苦、咸五种味道,另外还有淡、涩味。《灵枢·五味论》指出:"五味入于口也，各有所走，各有所病。肝病禁辛，心病禁咸，脾病禁酸，肾病禁甘，肺病禁苦。"汉代名医张仲景曾说："所食之味，有与病相宜，有与身为害。若得宜则益体，害则成疾。以此致危，例皆难疗。"

健康饮食十大平衡守则

人体所需要的各种营养素必须从每天摄入的食物中获取。那么，究竟每天该吃什么，该怎么吃，这里就有一个食物之间合理配比的问题，即在人体生理需要和膳食营养供给之间建立一个相对平衡的关系，以形成平衡膳食。

1.酸碱平衡。富含矿物质和微量元素、膳食纤维的新鲜瓜果、蔬菜、豆类等素食属于碱性食物；富含蛋白质的鸡肉、鸭肉、鱼肉、畜肉、海产品、贝类、蛋类等属于酸性食物，多食会使人的体液偏酸性，轻则倦怠无力，重则造成记忆力减退。由此可见荤素搭配的重要性。

2.冷热平衡。古代医学家孙思邈在《千金翼方》中明确指出："热食伤骨，冷食伤肺，热无灼唇，冷无冰齿。"饮食宜暖，不可过冷，过冷损伤脾胃，夏季应尤其注意；亦不可过热，过热易烫伤胃脘、咽喉，从而导致食管癌的发生。

3.精与杂平衡。精是指现代人在膳食安排和烹饪上，应精益求精；杂是指同时兼顾食物来源的多样化和加工方式的多样化，要做到既精且杂。

4.四性平衡。吃寒性食物时需搭配热性食物，如吃螃蟹时佐姜末，吃松花蛋时佐醋和姜末。体质偏寒时，忌吃寒凉食物；体质偏热时，忌吃热性食物。气候炎热时，宜吃寒凉食物；气候较冷时，宜吃温热食物。

5.五味平衡。食物有甘、酸、苦、辛、咸五味。中医理论认为：饮食五味调和，能使骨骼正直、筋脉柔和、气血流通、毛孔固密，这样才能保证人体健康、体格强壮。

6.就餐快慢平衡。《医说》中指出："食不欲急，急则损脾，法当熟嚼令细。"进食时细嚼慢咽会使唾液大量分泌，有助消化，溶菌酶和一些分泌性抗体可帮助杀菌解毒；食物细碎，对胃、胰、胆等消化腺的刺激和缓。早餐用时应不少于15分钟，中餐和晚餐应不少于20分钟。

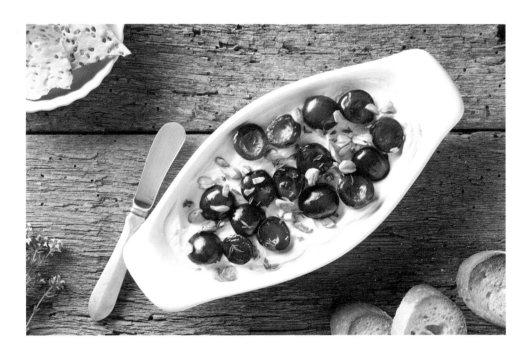

7.就餐时间与饥饱平衡。古人的饮食之道是"先饥而食,先渴而饮,饥不可太饥,饱只到八分",同时每日饮食时间要规律,即"饮食以时"。如果一天吃500克主食,早、中、晚餐的比例应为3:4:3,晚餐切忌吃得过饱。

8.就餐前后动静平衡。《千金翼方》中说"食勿大言""饥不得大语",即要求食前及食中,应静而专注,不可分心,以免影响消化。《寿世保元》中称:"食后便卧令人患肺气、头风、中痞之疾,盖营卫不通,气血凝滞故而。"这里是指饭后应适当活动,如缓行散步等,有利健康。

9.进食前后情绪要平稳。人在情绪波动的时候,气血容易紊乱,从而影响消化功能的正常运行。《勿药元诠》中指出:"怒时勿食,食时无怒。"这句话表明进食前和进食后保持平静愉快的状态,是保证健康饮食的前提。

10.能量入与出平衡。导致肥胖的根本原因,在于能量的摄入与消耗不平衡,所以一定要"量腹而受"。消耗多少能量就应补充多少;摄入多少能量则应适当消耗多少。摄入食量与体力活动的平衡对健康是极其重要的。专家大力推荐的最有效、最安全的体力活动是步行。

"以脏补脏"和"以脏治脏"

唐代医学家孙思邈发现，动物的内脏和人体的内脏十分相似，并据此创立了"以脏补脏"和"以脏治脏"的理论。

随着现代医学的不断进步，"以脏补脏"的理论得到了更大发展，如用牛羊肝脏加工而成的肝浸膏，可治疗肝病及各类贫血；用猪的胃黏膜制成的胃膜素，有保护胃黏膜的作用，可治疗胃及十二指肠溃疡；用动物睾丸制成的睾丸片，可治疗性功能低下等。

八大经典食疗法

流质饮食法

适用人群：高热、术后、急性感染、口腔病变者。

配餐方案：点心类（大米汤、藕粉、米粉糊、玉米糊等）、汤类（鸡汤、牛肉汤、羊肉萝卜汤、鲫鱼汤、鸡蛋汤等）、乳类（牛乳、羊乳及乳制品等）、果菜类（果汁、蔬菜汤、蔬菜汁等）。采用少食多餐的方式，每隔2～3小时进餐1次，一日6次。只适用于短期，一旦病情改善，即应改为其他饮食。

半流质饮食法

适用人群：发热、术后、消化道及口腔病变者。

配餐方案：谷类（米粉、米糕、切面、馄饨、汤饺等）、肉蛋类（肉松、鱼松、鸡肉末、鸡蛋羹等）、果菜豆类（藕粉、莲子羹、百合汤、红薯汤、素鸡、豆腐汤等）。采用少食多餐的方式，每隔2～3小时进餐1次，一日6次。

软食法

适用人群：低热或发热刚退者，儿童，老年人，牙齿咀嚼不便、病后恢复期、消化能力较差的人群。

配餐方案：这种饮食必须少渣、便于消化，不能用油煎或油炸。谷类（米饭、挂面、馒头、面包等）、肉蛋类（鱼、虾、猪肉、羊肉、牛肉等）、果菜豆类

（软烂的土豆、花菜、粉丝、各类绿叶菜、水果等）。一般每日进餐3次，上下午可各加1次点心（半流质食物）。

高蛋白饮食法

适用人群：体重不足、需要增加营养者，手术前或病后恢复期人群，各种慢性病病人，消耗性疾病如肺结核、伤寒、肿瘤等病人，烫伤外科病人，营养不良和血浆蛋白低下的病人、孕妇、运动员和强体力劳动者。

配餐方案：除基本饮食饭菜外，还应添加蛋白质含量高的食物，尽可能采用优质蛋白食物，如鱼、蛋和豆制品等。在正常饭菜饮食中，早餐可以增加鸡蛋或鸭蛋1个，午餐和晚餐各加肉类100～150克，一天可增加蛋白质40克，必要时再另加适量乳类；半流质和流质饮食可加入豆浆、鸡蛋羹、牛奶等，保证一天增加20克蛋白质即可。

低蛋白饮食法

适用人群：慢性肾功能不全患者、尿毒症、肝功能严重损伤病人。

配餐方案：以素食为主，限制主食及鱼、肉、蛋和豆制品等富含蛋白质的食物。在正常饮食或软饭菜中，一天的蛋白质摄入量应低于40克。

高热量饮食法

适用人群：体重不足和营养不良的病人、甲状腺功能亢进症病人、病后恢复期人群、肝炎和肝硬化病人，以及强体力劳动者和运动员。

配餐方案：除三餐基本饮食外，在上下午或晚8时各加点心1次，以增加热能；可选择甜豆浆、甜牛奶、藕粉、红枣汤等甜食，另加饼干、烧饼、馒头或面包、蛋糕等。

少油饮食法

适用人群：肝胆病病人、高血压和高脂血症病人、腹泻恢复期人群。

配餐方案：减少基本饮食中烹调用油；不吃油炸的食物和肥肉、猪油等脂肪含量高的食物；烹调方法以蒸、炖、煮、烩为主；基本饮食中要适当增加碳水化合物，以补充热能。

低胆固醇饮食法

适用人群：心血管疾病病人、高脂蛋白血症病人、高胆固醇血症病人。

配餐方案：含胆固醇高的蛋黄、鱼子、脑、动物内脏等均应限制食用或不食；限制动物脂肪，烹调用油采用植物油；可多食用蔬菜、水果、豆制品；适量摄入鱼、虾、牛肉、鸡肉等动物蛋白。

· Healthy ·
细数菜市场里胜过药材的食材

食不可无绿 ▸

绿色蔬菜富含天然叶绿素。叶绿素具有广泛的药用价值，可增强心脏功能、促进肠道功能，还能刺激红细胞生成，对治疗贫血非常有效，同时也是钙的良好来源，也是除水果外维生素C的唯一来源，同时还是胡萝卜素、叶酸、维生素B₂、维生素B₁和尼烟酸的重要来源。接受日照充分的深绿色蔬菜，营养价值最高。

冬吃萝卜夏吃姜，不劳医生开药方 ▸

古人即知萝卜具有防病、治病功效。近年来科学家研究发现：细嚼、生吃白萝卜或青萝卜可促生具有抗癌作用的干扰素，对食管癌、胃癌、鼻咽癌、宫颈癌等均有一定的抑制作用。但是需要注意的是，生吃萝卜半小时内最好不要吃其他食物，以防萝卜有效成分被稀释。一般每日或隔日吃100～150克即可。此外，萝卜有消食、降气之功，对气管炎和咳嗽有疗效，还能通便、抗菌、防胆结石形成、降胆固醇、预防高血压和冠心病。萝生吃萝卜丝加白糖有戒除烟瘾的作用。

可一日无肉，不可一日无豆 ▸

豆类是古今公认的食疗佳品。科学研究表明，大豆蛋白能降低人体血液胆固醇含量，可减少心脏病的发病概率。大豆中富含大豆异黄酮，是一种独特的植物雌激素，对女性尤其是更年期女性有一定的保健功能，而且大豆中没有动物雌激素的副作用。大豆是优质蛋白的主要来源，并可提供丰富的维生素B_1，以及铁、锌等人体必需的微量元素。每日膳食中应含有50克豆类食物（包括豆腐等豆制品）。

男子不可百日无姜

生姜含有挥发性姜油酮和姜油酚，具有活血、驱寒、除湿、发汗等功能，还有健胃止呕、辟腥臭、消水肿、抑制人体对胆固醇的吸收之功效。

按照中医理论，生姜被认为是助阳之品，可延缓男性机体的衰老，所以受到诸多男性的青睐。

女子不可百日无（红）糖

中医营养学认为，性温的红糖是通过"温而补之，温而通之，温而散之"来发挥补血作用的。现代科学用原子荧光谱仪测定，发现红糖重含有丰富的微量元素，其中有些微量元素具有很好地促进机体造血的功能，非常适合女性长期食用。

蜂蜜代糖，有益健康

蜂蜜中含有天然转化糖和许多生物活性物质，易于消化。而多吃糖会因产酸而造成食物异常发酵，产生气胀而妨碍人体对营养物质的吸收，所以用蜂蜜代替糖对人体有利，尤其对儿童和老年人更有利。

常吃蜂蜜能够保护血管、通便降压、改善肝功能、增强体质等。

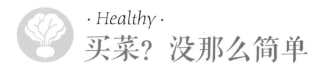

· *Healthy* ·

买菜？没那么简单

挑选食物时不要只看外表

有不少消费者在挑选食物时，青睐外表均匀、颜色鲜艳的食物，这样很容易"进入误区"。

误区一：认为蘑菇越白越好。正常、新鲜的蘑菇由于运输过程中的碰撞而变色，一般不是均一的纯白色，在碰伤处呈浅褐色。而使用漂白剂的菇体则呈现不自然的白色，手感相对湿、滑。

误区二：认为海带越绿越好。海带含甘露醇，有白色粉末状物附在海带表面上。海带以加工后整洁干净无霉变、手感不黏者为佳。颜色过于鲜艳或洗海带后水有异色，应立即停止食用。

误区三：认为熟肉颜色越红越好。为了使烧鸡、红肠等熟食有卖相，一些厂商往往会在制造过程中加入各种人工合成色素，因此在购买时卖相过于好看的不要挑选。

误区四：认为饼干颜色越鲜艳越好。从外观上看，正常饼干的外表颜色应较为纯正，与主要配料的颜色相一致。一些小企业通过添加过多的色素以"润饰"饼干的颜色。

误区五：认为绿茶的颜色越绿越好。不同品种、不同等级的茶叶，颜色是不相同的，并不是越绿就越好。但绿茶以翠碧、鲜润且富有光泽为佳。

从以上这些常见的误区中我们可以了解到挑选食物时不能只看表面，以貌取材，而应综合不同食材的各个方面，综合考虑，慎重挑选，尽量避免出现以上误区。

简单方法即可让你远离"药害蔬菜"

现在屡屡出现的"药害蔬菜"问题让人谈农药色变。一些非法商贩为了使蔬菜的颜色看起来好看、鲜亮，会涂抹一些颜料和化学制剂。面对蔬菜里面可能含有残余农药和化学制剂，应该怎样才能远离它们的毒害呢？

首先，在选购蔬菜时可采用以下措施，以便筛除"药害蔬菜"或"化学制剂蔬菜"。

各种蔬菜都具有本品种固有的颜色、光泽，它们的色泽能够显示蔬菜的成熟度及鲜嫩程度。在购买时可以拿起一把蔬菜，仔细观察其颜色是否有异常，要注意新鲜蔬菜并不是颜色越鲜艳就越好。看到鲜艳的蔬菜，不妨用手轻搓一下菜体，看是否会掉色，或手上是否粘有其他非蔬菜所应有的物质。

拿起蔬菜用鼻子闻一闻，多数蔬菜具有清香、甘辛香、酸甜香等气味，如果闻到腐败味和其他异味，这很可能是不法商贩用了化学药剂，如用硫、硝等浸泡过，而且这些化学药剂很难被冲洗掉。

取一小片蔬菜放进嘴里尝一尝，多数蔬菜滋味甘淡、甜酸、清爽鲜美，少数具有辛酸、苦涩的特殊味道，这些都没问题，但如果品尝出有怪味，则不应选购。

通过以上方法进行一番筛选而买回家的蔬菜，仍然可能有残留的农药和化学制剂存在。

下面这些方法还可以帮助进一步除去这些隐患。对于叶菜如菠菜、小白菜、油菜等，或者花类菜如韭菜花、黄花菜等，要用流动的清水多次认真地清洗。对可以去皮的瓜果蔬菜，尽量削去皮后再用清水洗净，这样基本可以清除残留在蔬菜表皮的农药；或者将蔬菜先放在水中浸泡一段时间，也可在水中加少许洗洁精，浸泡后再用清水冲洗干净。对于青椒、菜花、豆角、芹菜等，在下锅炒之前先用开水烫一下，可清除残毒90%以上。

家常时蔬如何选购

选菜切勿只选嫩菜，不要老菜。由于嫩菜生长时间短，因而所含的营养物质也较少，烹调时未达到稳定状态的嫩菜的营养物质很容易消散。据分析，成熟蔬菜中所含有的各种物质是刚成形蔬菜的几倍。此外，嫩菜还缺少必要的维生素。因此，买菜时不要只选择嫩菜。

挑选黄瓜时应以形状直长、质地鲜嫩、完好无损的为佳。

挑选苦瓜时以幼瓜为宜，过分成熟的话，稍煮就会软烂，吃不出风味。果肉晶莹肥厚，末端带有黄色的为佳，整体发黄者不宜购买。

挑选冬瓜时应以瓜身周正、皮老坚挺、有全白霜、肉厚、无疤、无畸形的为佳。

挑选南瓜时以瓜身周正、个大肉厚、完好无损的为佳。

韭菜有宽叶和窄叶之分。窄叶韭菜，叶片窄长，叶色较深，纤维稍多，香味浓郁；宽叶韭菜，叶片宽厚，色泽较浅，品质柔嫩，香味稍淡。

选购蒜薹时应以条长脆嫩、枝条浓绿、茎部白嫩的为佳。如果尾部发黄、顶端开花、纤维粗老的则不宜购买。可用指甲掐一下，如果易断又浸液多的为嫩，反之为老。

芹菜分为水芹和旱芹两种。水芹叶较小，呈淡绿色，矮小柔弱，香味淡；旱芹叶较大，绿色，叶柄粗，高大

而强健，香味浓。选购芹菜时，梗长以20～30厘米为宜，挑菜叶要翠绿而不枯黄的。用手指掐一下，实心的要比空心的好吃。

茭白色泽呈奶玉色，根部以上明显膨大，掀开叶梢一侧就能露出茭白肉，说明这是好的茭白。茭白皮上若有红色或壳中水分过多，说明采摘时间过长，质地变老，如果颜色发灰时，不要购买。

巧识伪装菜，做挑菜达人

要买真正的凉粉：盛夏季节，很多人喜欢通过食用凉粉来消暑，真正的绿豆凉粉颜色呈乳白色，或略带一点淡青色，手感韧性强，口感嚼劲足；而外表浅绿色的凉粉虽然十分诱人，却可能是掺加了色素的淀粉制品，不要购买。

识别化肥催生的豆芽：用化肥催生的豆芽虽然长得快，数量多，但营养却大大降低，且对人体健康有害。使用过化肥的豆芽颜色发白、豆粒发蓝，看起来鲜嫩，形状比正常的粗而短，含水分大，尝一尝带有化肥味。

挑选紧实的圆白菜：圆白菜有三种类型，其中以平头形、圆头形为好，这两个品种菜球大，紧实而肥

嫩，出菜率高，吃起来味道较好；而尖头形就要稍差些。在同类型菜中，应选择菜球紧实，用手摸上去硬实的；同重量时，以体积小者为佳。

不买"化妆"莲藕：购买莲藕时，首先要选择两端细小、中间圆身、笔直、敲起来声音厚实的；其次是看颜色，选择淡茶色、有刺而无疤的；最后要选择泥较少的，因为有泥巴就不太好清洗，处理起来较费工夫。而整个藕孔都泛黑则表示不新鲜，不要购买。

巧选辣椒的秘诀：辣椒的品种很多，从食味上可以分为辣、甜、辣中甜三类。辣椒类果形较小，其中北方六七月上市的皮色青黄的包子椒，辣味较淡；六月上市的形小肉薄的小辣椒，辣味较强；八九月上市的长尖圆形、紫红色的小线椒（有的称朝天椒）辣味最强。甜椒果形大，似灯笼，故名灯笼椒或柿子椒，滋味发甜，果形呈扁柿形，肉厚，味甜稍辣，是腌酱辣椒的优良品种。

健康菌菇如何选购

买冬菇时，以野生的为佳。如何分辨野生冬菇与栽培冬菇呢？通过看菇蒂便可区分。一般而言，野生的冬菇蒂头梗子比较长，而人工栽培的蒂头则比较短。还可以看梗子中间是否有一条用线穿过的痕迹，如果有，便是野生冬菇，山里人将采摘的野生冬菇用长丝一一穿起（所穿部位就是冬菇梗子），晒干，这种冬菇比用烤箱烤干的冬菇的味道更鲜美。

银耳要挑白色而微黄的为宜，黄色或暗黄色的次之；形状要朵大而疏松，耳肉厚，朵形完整，看上去无杂质的好；从气味上来辨别，清香者好，酸霉味者差。

质量好的黑木耳朵大而净，光滑油润且呈黑色，背面呈灰色；用手摸上去感觉比较干燥，没有颗粒感，分量较轻，闻起来清香无怪味。掺假的有苦涩味，如有盐味则是用盐水泡过的，有甜味则是用糖水浸泡过的。另外，掺假黑木耳浸泡时会沉到水底，并且还会粘手。

如何选购蛋类

要测量鸡蛋的新鲜度，可以把它浸在冷水里，如果平躺在水里，说明十分新鲜；倾斜在水中，至少已存放3～5天了；笔直立在水中，可能已经存放10天之久了；浮在水面上，就可能已经变质了。

23

优质咸蛋应松沙、细嫩。挑选时应从蛋壳表面完整干净、无霉斑的为好；再用手掂一下，如感觉沉重，用手摇动时有轻度的水荡感，则为鲜质蛋。咸蛋如有异味，则不可再食用。

挑选皮蛋时，如果蛋壳表面有较大的黑色斑点，打开后里面还有细小的黑色斑点，为有毒的皮蛋，则不宜食用。但只需掌握三招，便可以放心买上健康蛋：一看，外表完整，颜色灰白的为好；二掂，将蛋拿起手感沉，轻掂时震动大的为好；三摇，用力摇动无声响的为好。

拒绝购买不健康猪肉

识别瘟猪肉：猪瘟病是一种多发性传染病，瘟猪肉绝不能食用。如果猪肉皮上有大小不等的出血点，或有出血性斑块，则为病猪肉；去皮肉可看脂肪和腱膜，如有出血点便可认定。

识别注水猪肉：用眼看，瘦肉淡红带白，细嫩有光泽，甚至有水外渗，则是注水的；若颜色鲜红，则未注水。用手摸，瘦肉不粘手，则为注水；如粘手，则未注水。用贴纸法，取一张纸贴在肉上，如果纸很快湿透，表明是注水的；若不易湿透，纸上沾有油迹，表明未注水。贴纸法还可用于注水牛、羊肉的识别。新鲜的肉表面为红色或淡红色，有光泽，并有一种固有的香味，肉质紧密，用手指按压时富有弹性，瘦肉鲜红，肥肉洁白，颜色均匀，不粘手；质量差的肉表面干燥或极为湿润，无光泽，无弹性，白中带黄；变质的肉颜色暗淡，指压后凹陷不能恢复，切面上有黏液，可以闻到异常气味；如果是死后屠宰的，则肉色暗红，有青紫色斑，血管中有紫红色血液淤积。

别将不健康的猪肝买回家

新鲜的猪肝，颜色呈褐色或紫色，有光泽，表面或切面没有水泡，手摸有弹性；反之，颜色暗淡，没有光泽，表面萎缩、起皱，有异味，则不新鲜。

面肝为赭红色，粉肝颜色与鸡肝类似。这两种肝皆质地软嫩，用手指稍微用力便可插入切开处，烧熟后味道鲜美，口感柔嫩。

石肝为暗红色，质地稍硬，手指用力也不易插入切开处，吃的时候要多嚼几下才能嚼烂。

麻肝背面有明显的白色网络脉状，切开的地方没有面肝、粉肝软嫩，烧熟后比较筋道，但容易嚼烂。

灌水猪肝颜色赭红中透白，看起来外观比正常猪肝要饱满一些，用手指按压会按出坑，片刻复原；切开后有水外溢，烧熟后味道差；未经高温处理的猪肝容易携带细菌。

病猪肝颜色紫红，切开后渗血，个别的有脓水泡，如果将泡挖除后，虽然看不出明显痕迹，但烧熟后没有鲜味；如果加热时间短，很难将细菌全部杀死，食后对身体很不利。

上好牛羊肉如何选购

购买牛肉最好选大块的，以防商家以次充好。选购大块的，再请肉贩切开或自己回家切开，因为小块牛肉很可能是把各部分的肉混杂在一起出售的，如此烹调出来的牛肉味道和柔软度都会受到影响。此外，要红烧牛肉或炖牛肉，就该选择腿肉或近颈部的大块牛肉，待烹调后再切开吃，更有滋味。

鉴别牛羊肉老嫩的方法很简单，老牛羊肉肉色深红，肉质较粗；嫩牛羊肉肉色浅红，肉质坚而细，富有弹性，烹调易熟，食之鲜嫩。

怎样买安心下肚的加工肉

随着现代人生活节奏的加快，很多人为了节省时间往往选择食用方便的加工肉，厂家和商家为了满足消费者的这种需求，制作出大批加工肉推向市场。硝酸盐和亚硝酸盐是肉类（腌）制品加工过程中最常使用的发色剂，对人体健康构成很大的威胁。那么，面对各种各样的加工肉，如何才能选到既新鲜又健康的肉呢？总结起来有以下几点：

1.先看产品包装的标志。检查标志是否完整，尤其是成分、保存方法、保存期限等重要说明，没有任何标志的最好不要购买。

2.小心被绞碎的加工肉品。如热狗、汉堡包等所用的肉品可能是使用病死猪肉、过期肉等不良原料制作的，购买时要去正规品牌店里。香肠、火腿等颜色如果很红艳，可能添加了过多的色素，建议最好不要购买。

3.尽量不买半调理肉食。对于未销售完的肉食，卖场为了不浪费，一般会把快过期的冷藏肉做成半调理食物，如黑胡椒牛柳、糖醋排骨等，甚至可能拿过期的裹面粉油炸后再贩卖，让消费者无法辨别肉品的新鲜度，如果要买，最好当天食用。

4.选择口碑好的品牌加工肉。虽然这种情况仍然不能保证产品百分之百的安全，但起码知道出问题时要找谁来负责。对于来源不明的路边摊售卖的加工肉，不宜选购，因为此类加工肉很难保证符合卫生安全标准。

5.观察包装内有无液体渗出。包装内有液体渗出，且混浊不清时，表明质量已发生改变。

6.检查卖场的卫生和温度控制。冷藏区的温度最好控制在4℃以下，一般正规卖场冷藏柜上都设有温度计，消费者可以查看。

如何选对鲜鱼做好菜

鲥鱼的肉质特别肥美，尤其是鱼鳞下面脂肪较多，非常适合做清蒸鱼（蒸鲥鱼不能去鳞），蒸后油润鲜嫩，适当加火腿片、笋片、冬菇，不但好看，味道也更好。

很多鱼都可以红烧，海鱼以大、小黄鱼为好，河鱼以鳜鱼、鲤鱼为好。在这些鱼中，大、小黄鱼都是刺少的蒜瓣肉，鳜鱼、鲤鱼等肉厚细嫩，红烧出来的鱼，味道非常鲜美。

做汆鱼汤以鲫鱼味道最佳。这种鱼肉质细嫩，味道鲜美，营养价值也很高，特别适合老年人、病人和产妇食用。用鲫鱼汆出的汤，颜色呈乳白似牛奶，鲜美醇香。

做鱼丸选择偏口鱼（比目鱼）最好，这种鱼刺少且细嫩，脂肪丰富，最适合做鱼丸。用鳗鱼也可以，但比偏口鱼稍差。再次之，可以选择胖头鱼，只是肉质较粗，不够细腻。

选购螃蟹要注意哪些事项

新鲜的螃蟹体表花纹清晰，黏液透明，甲壳坚硬而有光泽，颜色黑里透青，外表没有杂泥，脚毛长而挺，腹部和螯足内侧呈乳白色（蟹肚上有铁锈斑色的为老蟹），眼睛光亮，蟹鳃清晰干净，呈青白色，无异味，步足僵硬；变质的螃蟹有异味，蟹腹中央沟两侧有灰斑、黑斑或黑点，步足松懈并与背面呈垂直状态；腐败的螃蟹甲壳内会出现流动的黄色粒状物。

区别河蟹雌雄的方法主要看脐盖，脐盖呈圆形者为雌，呈三角形者则为雄。

河蟹必须是活的，死的不能出售，但有的商贩将死河蟹冒充海蟹出售。两者的识别方法是，河蟹的背壳是圆形的，海蟹的背壳则呈棱形。

如何选购货真价实的海产品

目前市场上供应的鲍鱼干，大都是广东、山东、辽宁等地所产。进口货分柴油鲍和明鲍两种，其中柴油鲍较好。国产的统称为鲍鱼或鲍脯，以金黄色质厚者为最佳。鉴别鲍鱼干质量的标准：体形完整、结实、够干、淡口、柿红或粉红色的为上品；体形

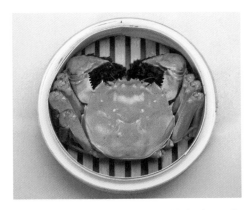

基本完整、够干、淡口、柿红色而背略带黑色的为次品。

海参是名贵滋补品。优质的海参个体粗长而完整，大小整齐，肉肥而厚，肉刺齐全无损伤，开口端正，膛内无余肠、泥沙，有光泽，干度足。

你会望闻问切选新鲜水果吗

"望"鲜梨花脐：如果可以自行挑选，除了比较梨的外形、颜色以外，还可比较和观察梨的花脐部位，挑选花脐处凹坑最深的购买。这种梨清脆可口，汁多鲜嫩。

"闻"哈密瓜：手摸哈密瓜时，若瓜身较硬、有香味，且表皮粗糙不平者则为熟瓜；若无香味，瓜身硬或太硬，可放一段时间再食。

"问"西瓜：一只手将西瓜托起，另一只手弹瓜，托瓜的手感觉有震荡的是熟瓜，没有震荡的是生瓜；

用手拍西瓜，声音混浊沉重的是熟瓜，清脆的是生瓜；抱起西瓜，放在耳边，用两手轻轻挤压，瓜里发出裂声的是熟瓜，没有裂声的是生瓜；熟瓜会浮在水面上，生瓜则沉入水底；熟瓜的脐部凹入较深，生瓜凹入较浅。

"切"苹果：选购苹果时应挑选色泽鲜艳、外形圆滑的。除此之外，用手掂一下，同等体积大小的苹果，沉一些的更好；用指尖轻轻敲弹苹果表面，声音铿锵清脆的多半也是好苹果。

新鲜水果需看哪些细节

购买草莓应看绿蒂。草莓不宜保存，宜现摘现卖。新鲜的草莓顶端都带有绿蒂，如叶子嫩绿、果肉鲜红、香味浓郁，则属优质草莓。

香蕉是多年生草本植物，产在热带或亚热带地区，果肉中含有丰富的蛋白质、脂肪、果胶、B族维生素、维生素E和矿物质等。香蕉通常在七八成熟时采收，然后经人工催熟后投放市场。如需立即食用，可购买果皮黄中泛红、带有均匀黑斑的香蕉；如想存放几天再食用，可购买果皮绿中泛黄、果实饱满的香蕉；如买到不熟香蕉而又想即刻食用，可将香蕉剥去外皮，切成薄片进行烹炸或做成拔丝香蕉。

菠萝如果是青绿、坚硬、没有香气的便是不够成熟的；而成熟的菠萝果身扎实。色泽上由黄转褐，果身发软，具有浓香味，表明果实过熟了；色泽正由绿转黄的才是成熟度适中的菠萝。轻捏菠萝，汁液溢出，说明果实变质，不可食用。

四步教你选购优质葡萄

1.表面色泽新鲜的葡萄果梗青鲜，果粉呈灰白色；不新鲜的葡萄果梗霉锈，果粉残缺，果皮呈青棕色或灰黑色，果面润湿。

2.成熟新鲜的葡萄，果粒饱满，大小均匀；反之，成熟度不足且果粒既不整齐，又不新鲜，还有较多青子和瘪子混杂，品质差。

3.新鲜的葡萄用手轻轻提起时，果粒牢固，落子较少。假如果粒容易脱落，则表明不够新鲜。

4.气味、滋味品质好的葡萄，果汁多且浓，味甜，还有玫瑰香味或草莓香味；品质差的葡萄，果汁少或汁多而味淡，有明显的酸味，且无香气。

如何识破劣质猕猴桃的伪装术

区分新鲜的猕猴桃和使用膨大剂的催化猕猴桃，首先应称重量。优质的猕猴桃一般每个只有80～120克重；而使用膨大剂后的猕猴桃个大，重量可达150克以上。其次看形状。未用膨大剂的优质猕猴桃果形规则，多为椭球形，呈上大下小状，果脐小而圆，向内收缩，果皮呈黄褐色且着色均匀，果毛细而不易脱落；而使用了膨大剂的猕猴桃果形不规则，果脐长而肥厚，向外突出，果皮发绿，果毛粗硬且易脱落。最后看果核。未使用膨大剂的果子切开后果核翠绿，酸甜可口；使用了膨大剂的果子切开后果核粗，果肉熟后发黄，味变淡。

如何辨识毒大米

识别毒大米的方法是将此类大米用少量热水浸泡后，手捻会有油腻感，严重者水面可浮有油斑，仔细观察便会发现米粒有一点浅黄。通常这种大米的外包装上无生产日期及厂家等标注，价格也会比正常大米低一些，消费者在选购时必须注意。那么如何选购新鲜大米呢？

从硬度上来说，一般陈米比新米硬，水分少的米比水分多的米硬。所以优质大米硬度小，蛋白质含量高，透明度高。大米陈化现象较重的，则色泽变暗，黏性降低，失去大米原有的香味。挑选时要认真观察米粒颜色，表面呈灰粉状或有白道沟纹的是陈米，其量越多则说明大米越陈旧。另外，看米粒中是否有虫蚀粒，如果有虫屎粒和虫尸也说明是陈米。

一般含水分过多或不够成熟就收割的稻谷，腹白较大。大米腹部通常有一个不透明的白斑，白斑在大米粒的中心，称为心白，在外腹部被称为外白。

此外，如果发现米粒表面上出现一条或更多条横裂纹，表明是暴腰米。

你会辨识染色的米面吗

辨识染色小米时可用手捏几粒小米，蘸点水在手心里揉搓，凡染过色的小米，颜色会由黄变灰，手心残留有黄色。同时，染色的小米，淘米时水发黄，煮成的小米粥米烂如泥，汤清似水，失去了小米原有的香味。

玉米面上色通常会采用一种合成色素——柠檬黄，外表是橙黄色的均匀粉末，对热、光、酸、碱及盐均稳定，色素柠檬黄如被人食用，会危害身体健康。鉴别是否为掺入色素的玉米面时，可取少量玉米面粉加水浸泡片刻，被色素柠檬黄染色的玉米面则会呈现黄色。

如何选购面点和主食

看色泽，优质面粉通常呈乳白色，其面点、主食色泽玉白，但并非越白越好。如果面点、主食的颜色特别白，则有可能是在面粉中添加了一些增白剂，建议不要购买和食用。

面点、主食手感细腻，粉粒匀细；而伪劣面点、主食摸上去手感粗糙。

优质的面点、主食有一股小麦所固有的天然清香。如果有霉杂异味，则说明已掺杂了其他物质，不可再食用，否则会对健康产生不利影响；如添加剂过量，则会破坏面粉的清香味，食用后会感到口干舌燥。

好油？坏油？你能分清吗

植物油是每天都会吃到的东西，使用优质的油不仅能增加食物的口感，而且对健康也十分有益。那么应怎样辨别油的好坏呢？怎样才能挑选到优质好油呢？这需要掌握一些基本常识。

市售的很多植物油不是经过精制，就是由化学溶剂萃取所得，并标榜可耐高温炒炸，然而事实上未精制的许多植物性油脂不仅不耐高温烹调，而且营养物质也流失严重。

通常来说，初榨未精制的植物油，应保持原始材料浓郁的特殊风味，例如橄榄油的橄榄清香、花生油的花生香味等。

但实践时会发现，很多油脂的味道不见了或变淡了，这是因为精制过程中油脂加温到240～270℃，30～60分钟，再加上特殊方法除色除味，因此无论是大豆油、玉米油、菜子油还是橄榄油，气味闻起来都没有什么差别。另外，种子或坚果类在初榨之前通常要煮熟或烘焙，若烘焙过度，通常会有焦味，这样也不太好。

此外，初榨的植物油由于原始果实的色素和营养素会残留在榨出的油里，因此会出现独特的颜色。

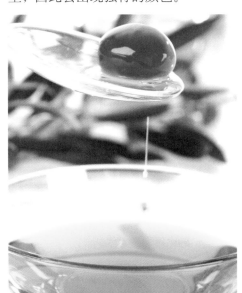

同样是橄榄油，不同产地或不同品种的橄榄榨出的油，颜色会不一样。品质纯正的苦茶油、橄榄油、芝麻油和花生油，其色泽可能比较深，而且还稍微有点混浊。

你知道橄榄油如何挑选吗

橄榄油的挑选要记住"两认四看"原则。

所谓"两认"，第一是要认准"特级初榨橄榄油"的字样，这是橄榄油中等级最高的，营养价值也是最高的。

第二要认准加工工艺中的"冷榨"字样，如果是用精炼法制出的橄榄油，油酸值会较高，经常食用导致长痘的可能性较大。

所谓"四看"，第一要看酸度，酸度越低越好。

第二要看瓶子颜色，橄榄油极易因光照起反应而导致营养流失，所以好的橄榄油应用深色玻璃瓶装的。

第三要看产地，就目前来讲，希腊的克里特岛是世界公认的橄榄油的最佳产地。

第四要看生产日期，生产日期越近的越新鲜。

营养

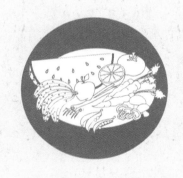

，

第二章

菜市场里的
色彩营养学

任何一种食物都无法满足身体的全部营养需求，只有把多种蔬菜水果合理地搭配起来才能达到营养均衡。而在众多的食材之中，颜色与营养又有着密不可分的神秘联系，只有掌握了食材色彩营养学，才能吃出健康。

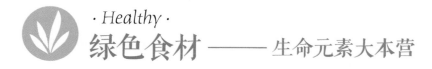

·Healthy·

绿色食材——生命元素大本营

黄瓜——瘦身排毒的佳肴

药典精要

①《本草求真》记载："黄瓜，气味甘寒，服此能利热利水。"②《滇南本草》记载："黄瓜，动寒痰，胃冷者食之，腹痛吐泻。"

饮食搭配

黄花菜富含卵磷脂，对增强和改善大脑功能有重要作用，对注意力不集中、记忆力减退等症状有疗效，配伍黄瓜食用可改善不良情绪。

食疗功效

黄瓜中的维生素C能养颜美容，可促进胃肠道蠕动；有抗菌消炎和提高白细胞吞噬能力的作用；还有助于降低血糖和抗癌。

黄瓜竹笋汤

材料：竹笋50克、黄瓜200克。

调料：高汤、盐、鸡精、葱花、植物油、香菜叶各适量。

做法：

1. 将竹笋去皮洗净后，斜刀切成片；黄瓜洗净，切成片待用。
2. 锅内植物油烧热，爆香葱花，加入高汤，放入竹笋同煮，汤沸后撇去浮沫。
3. 放入黄瓜，大火再次煮沸后，加入盐、鸡精、香菜叶调味即可。

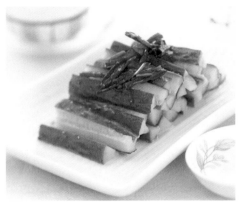

酸辣嫩瓜条

材料：嫩黄瓜500克、干红辣椒3个。

调料：白醋、白糖、盐各适量。

做法：

1. 将黄瓜洗净沥干，切成5厘米长段，然后从中剖开成8瓣，加工成每块都带皮的瓜条；干红辣椒去蒂，剖开，去子，切成细丝备用。

2. 黄瓜条放入干净的容器里，撒入盐拌匀，放置半小时后将水分沥干，加入辣椒丝、白醋、白糖，放入冰箱腌渍4小时后即可。

皮蛋炒黄瓜

材料：黄瓜1根，皮蛋、红辣椒各2个。

调料：葱末、姜末、盐、白糖、鸡精、植物油各适量。

做法：

1. 黄瓜洗净，切块；皮蛋切瓣；红辣椒去蒂、子，洗净，切片。

2. 锅置火上，倒油烧热，放入葱末、姜末，炒出香味后将皮蛋、黄瓜块和辣椒片放入锅内，加入白糖翻炒，再加入盐、鸡精，炒匀熄火即可。

苦瓜——清心去火的"君子菜"

药典精要

①《滇南本草》记载："泻六经实火，清暑，益气，止渴。"②《随息居饮食谱》记载："青则涤热，明目清心。熟则养血滋肝，润脾补肾。"

饮食搭配

苦瓜与绿茶配伍煎服，适用于夏季防暑。

食疗功效

苦瓜可促进糖原分解，防止脂肪堆积；提高人体免疫力，防癌抗癌；增进食欲，促进消化，清心去火。

实用偏方

炎热夏季，婴幼儿身上常会长痱子，用苦瓜煮水擦洗全身，有清热、解暑、止痒的功效。

苦瓜炒鸡蛋

材料：苦瓜1根、鸡蛋2个。
调料：植物油、姜末、蒜泥、盐各适量。

做法：

1. 苦瓜洗净，去瓤，切片，撒少许盐腌渍15分钟备用。
2. 鸡蛋磕入碗中，加入少许盐、姜末搅匀，入油锅中炒熟盛出。
3. 锅留底油，下入蒜泥与苦瓜片，翻炒至苦瓜将熟时倒入鸡蛋液，炒匀即可。

养生笔记：在制作苦瓜炒鸡蛋的过程中，最好将姜切得很细碎，这样不仅可以提味，还能有效减少苦瓜的寒凉之性。

苦瓜沙拉

材料：苦瓜1条、芦笋6条。

调料：鸡蛋清、白糖、芥末、沙拉酱、盐、醋、鸡蛋黄、牛奶、花生粉、番茄酱、紫苏梅末各适量。

做法：

1. 芦笋洗净，切段，下锅烫熟后捞起，泡在清水中；苦瓜去子，洗净，切薄片，浸泡于清水中。

2. 碗中放入鸡蛋清、白糖、芥末、沙拉酱、盐，打成糊状，搅匀加入醋、鸡蛋黄、牛奶、花生粉、番茄酱再次拌匀成沙拉酱。

3. 苦瓜和芦笋捞起摆盘，加沙拉酱和紫苏梅末即可。

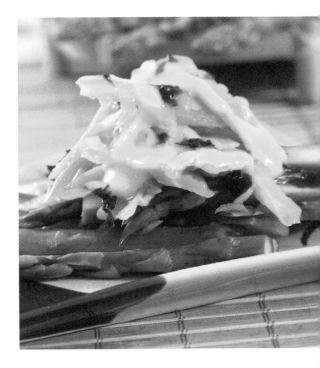

苦瓜牛肉汤

材料：牛肉150克、苦瓜100克。

调料：盐、料酒、葱段、姜片各适量。

做法：

1. 牛肉洗净，切块，用料酒和盐煨15分钟，然后焯水，待用；苦瓜洗净，去瓤、子，对剖后切成大块，备用。

2. 汤锅加清水，放入牛肉块、料酒、葱段、姜片煮沸，小火慢炖1小时，至牛肉熟透。

3. 放入苦瓜，再煮10分钟，调入适量盐即可。

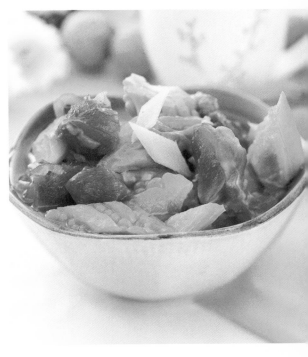

菠菜——养血滋阴的营养宝库

药典精要

①《本草纲目》记载："通血脉，开胸膈，下气调中，止渴润燥。"②《医林纂要》记载："多食发疮。"

饮食搭配

①菠菜应与一些碱性食物配伍，如海带等，可以促进草酸钙的排出，防止结石形成。②菠菜与猪肝配伍，适用于夜盲症患者。

食疗功效

菠菜含胡萝卜素，能保护视力；富含铁质，可有效补血；可调节血糖，降低血压；还有解暑、止痒的功效。

猪血菠菜粥

材料：猪血、大米各100克，鲜菠菜50克。
调料：盐、味精、葱花、姜末各适量。

做法：

1. 将猪血放沸水中稍煮，然后捞出切成小块备用。
2. 将菠菜清洗干净，放入沸水中，略烫数分钟，捞出，稍微晾干。
3. 将晾干后的菠菜切细，同猪血块、大米加清水洗净煮成粥。
4. 粥熟后放入盐、味精、葱花、姜末调味即可。

养生笔记：猪血解毒清肠，补血美容；菠菜清热除烦，解渴，通便；大米补中益气，护胃。诸药合用，具有养血、润燥的功效，适用于贫血、痔疮便血、老年便秘等。

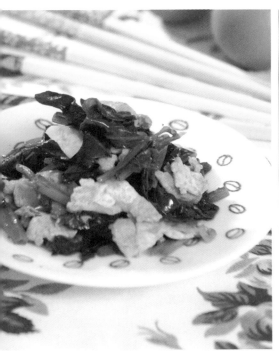
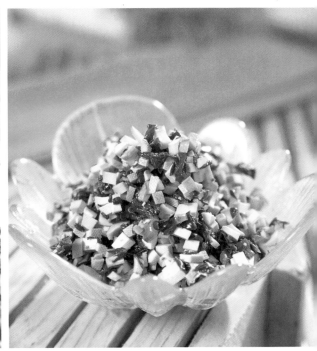

菠菜炒鸡蛋

材料：菠菜350克、鸡蛋2个、粉丝50克、海米30克。

调料：蒜末、盐、醋、香油、味精、植物油各适量。

做法：

1. 菠菜洗净，放入沸水中略烫，捞出，切段；粉丝泡发后，剪成长段；海米泡发；鸡蛋加少许盐打散备用。

2. 锅中植物油烧至五成热，倒入鸡蛋液炒散盛出。

3. 炒锅倒植物油烧热，炒香蒜末、海米，加菠菜、粉丝炒熟，加入鸡蛋、盐、醋、味精，翻炒至熟，最后淋上香油即可。

菠菜拌豆干

材料：菠菜（茼蒿或油菜亦可）300克、卤五香豆干3块。

调料：植物油、酱油、盐、味精、香油各适量。

做法：

1. 菠菜择洗净，放入沸水锅中焯烫，捞出冲凉后挤干水分，再切碎备用。

2. 卤五香豆干洗净切碎，放入热油锅中炒香，加入1勺酱油调味后盛出。

3. 将菠菜碎和卤五香豆干碎混合，再加入盐、味精、香油拌匀即可。

芹菜——高血压的"杀手"

药典精要

①《本草推陈》记载："治肝阳头昏，面红目赤，头重脚轻，步行飘摇等症。"②《本草汇言》记载："脾胃虚弱，中气寒乏者禁食之。"

饮食搭配

①将芹菜洗净，捣烂取汁，加蜂蜜炖服，可清热养肝，适用于肝炎患者。②牛肉补脾胃，芹菜清热利湿，两者同食适用于脾胃虚弱兼便秘者。

食疗功效

芹菜中含有较多的膳食纤维，有助于降低血压、血脂和控制体重。

芹菜大米粥

材料：芹菜（根、茎、叶）200克、大米50克。

做法：
芹菜洗净后切碎，大米洗净后放入沙锅内，加适量水，煮至半熟时，加入芹菜，用小火慢煮成粥即可。

养生笔记：本品可降血压、平肝镇静、和胃止吐、利尿。

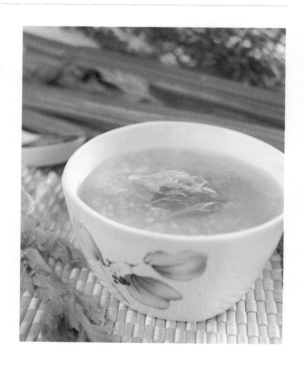

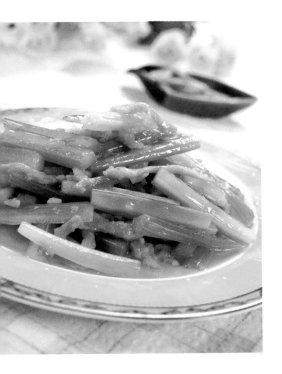

芹菜肉丝

材料：芹菜500克、猪瘦肉100克。

调料：盐、味精、葱丝、姜丝、植物油各适量。

做法：

1. 将芹菜去叶及老根，洗净，切成小段，放沸水锅内焯一下，捞出用凉水过凉，沥干；猪瘦肉洗净切丝。

2. 将炒锅置火上，锅内加植物油烧热，放入葱丝、姜丝爆香，加肉丝煸炒至熟后，加芹菜段，翻炒均匀，加盐、味精调味后出锅即可。

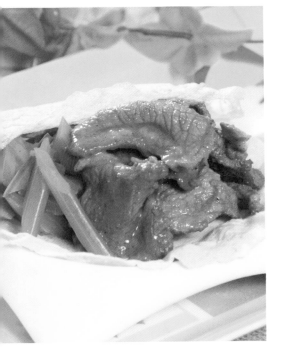

冷拼咖喱牛肉

材料：鸡蛋1个、牛肉片50克、莴笋1/4棵、芹菜2棵。

调料：葱末、植物油、盐、胡椒粉、香油、咖喱酱各适量。

做法：

1. 牛肉片放碗中，加盐、胡椒粉拌匀腌渍10分钟；鸡蛋磕入碗中，加盐、胡椒粉搅匀成蛋液，倒入平底锅中煎成蛋皮，盛出备用。

2. 莴笋叶洗净，撕成小片；芹菜梗洗净，切长段，均用沸水焯烫后放入碗中；平底锅倒入香油烧热，放牛肉炒至变色，加入咖喱酱及适量水煮沸，盛入碗中搅匀，倒在蛋皮上，最后撒上葱末即可。

四季豆——脾胃的"调养师"

食疗功效

　　四季豆富含蛋白质，有增强肌肤的新陈代谢、促进排毒、降低身体对脂肪的吸收、加快胃肠道蠕动、调节脾胃功能、提高人体免疫力等作用。夏天多吃一些四季豆有消暑、清口、健脾的作用。

泡椒四季豆

材料：四季豆350克、野山椒50克。

调料：植物油、葱末、姜末、蒜末、泡椒末、盐、高汤各适量。

做法：

1. 四季豆洗净，掐取两端豆尖，撕去边筋，切长段；野山椒洗净，去蒂、子，切成丝。
2. 锅内倒植物油烧热，加葱末、姜末、蒜末、泡椒末、野山椒炒香，加高汤，放四季豆，小火焖8分钟，大火收汁，加盐调味即可。

四季豆西蓝花汤

材料：西蓝花200克、四季豆100克、胡萝卜80克。

调料：高汤、胡椒粉、盐、味精各适量。

做法：

1. 胡萝卜洗净，去皮，切片；西蓝花洗净，切小朵；四季豆洗净，去筋，切丝。
2. 锅内倒入清水煮沸，分别放入胡萝卜片、西蓝花稍焯。
3. 汤锅中倒入高汤，大火煮沸，放入胡萝卜片、西蓝花、四季豆丝，煮约10分钟，加盐、味精、胡椒粉调味即可。

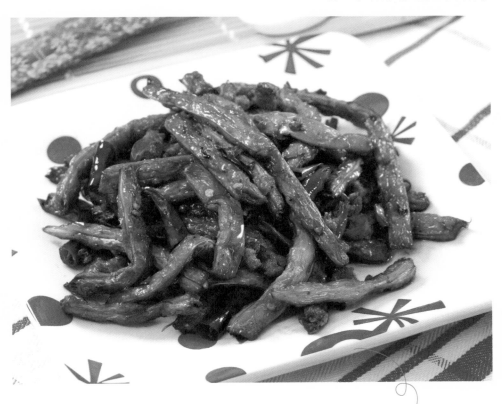

香菇四季豆

材料：水发香菇150克、四季豆段400克。

调料：盐、味精、白糖、酱油、植物油、高汤、水淀粉、葱末、姜末、蒜末各适量。

做法：

1. 将四季豆段焯透；香菇去蒂，洗净切片，焯烫后捞出，沥干水分。

2. 锅内油烧热，放葱末、姜末、蒜末炝锅，倒四季豆、香菇，加盐、白糖、酱油炒匀，加高汤稍焖，加味精调味，用水淀粉勾芡即可。

干煸四季豆

材料：四季豆500克，冬菜、猪肉各50克。

调料：植物油、酱油、白糖、盐、味精、干红辣椒各适量。

做法：

1. 将四季豆掐去两端豆尖，撕去边筋，切成段；冬菜和猪肉分别洗净，均切成末；干红辣椒去蒂、子，切成段。

2. 锅置火上倒油烧至五成热，下入四季豆，小火炸熟，捞出沥油。锅中留少许底油，下入干红辣椒段，稍炸，加入肉末炒散，再把冬菜末放入稍炒，随后把四季豆下锅煸炒，下酱油、白糖、盐一同炒匀，起锅前加入味精调味即可。

茼蒿——消食开胃的不二选择

药典精要

①《医林纂要》记载："利水解热，下气宽中，功用略同萝卜。"②《备急千金要方·食治》记载："不可多食，令人气胀。"

饮食搭配

茼蒿与肉、蛋等荤菜配伍，可提高维生素A的利用率。

食疗功效

茼蒿可降压、补脑、增强记忆力；开胃消食，增加食欲；加快胃肠道蠕动，促进排便；调节机体水代谢，消除水肿。

辣炒茼蒿

材料：茼蒿500克、红椒20克。

调料：蒜泥10克，白腐乳4块，植物油、盐、白糖、香油、水淀粉各适量。

做法：

1. 将茼蒿择好洗净，切成长4厘米左右的段，沥水备用。将红椒去蒂、去子后洗净，切成细丝。

2. 取一小碗，放入4块白腐乳，加少许清水，搅碎拌匀制成白腐乳汁。

3. 锅内放油烧至六成热时，放入蒜泥、红椒丝和白腐乳汁煸炒。出香味后放入茼蒿段炒匀，加盐、白糖翻炒。茼蒿炒熟后，倒入水淀粉勾芡，最后滴上数滴香油，翻炒均匀即可出锅。

养生笔记：茼蒿具有调胃健脾、降压补脑等效用。常吃茼蒿，对咳嗽痰多、脾胃不和、记忆力减退、习惯性便秘均有较好的疗效。

茼蒿煮肉片

材料：茼蒿150克，猪瘦肉、鸡腿菇各50克，枸杞子10克。

调料：植物油、姜丝、盐、味精、白糖、鸡精各适量。

做法：

1. 茼蒿去老叶，洗净；猪瘦肉洗净，切成片；鸡腿菇洗净，切成段，枸杞子用沸水泡洗净备用。

2. 汤锅内倒水烧沸，放入茼蒿煮至刚熟捞出，沥干。

3. 锅内植物油烧热，放入姜丝炝锅，倒入适量水，放入鸡腿菇段、枸杞子烧沸，再放入瘦肉片、茼蒿，调入盐、味精、白糖、鸡精煮熟即可。

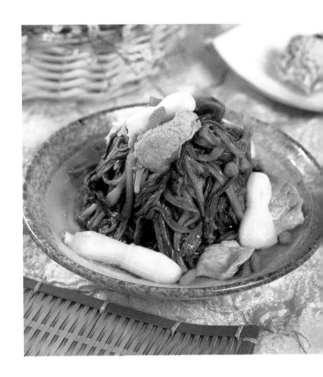

茼蒿粥

材料：茼蒿50克、大米100克。

调料：盐、植物油各适量。

做法：

1. 将茼蒿择洗干净；大米淘洗干净，入清水中浸泡30分钟。

2. 锅内放入适量清水，大火煮沸后，加入大米，小火煮至粥黏稠，再加入茼蒿、盐、植物油搅匀，略煮即可。

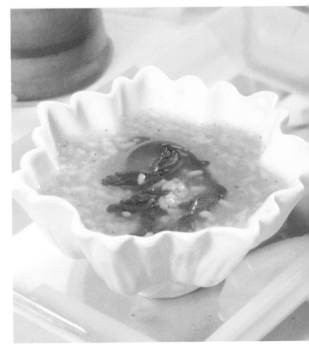

芦笋——抗癌防病两不误

饮食搭配

芦笋适宜与鸡蛋同食，两者富含铁，可以改善贫血症状。

食疗功效

芦笋中的叶酸和核酸可抗癌、促进胃肠道蠕动、增强抵抗力、调节体内酸碱平衡。其叶酸还能帮助胎儿正常发育。芦笋中含有丰富的叶酸，大约5根芦笋就含有100多微克天然叶酸，可达到人体每日需求量的1/4。

实用偏方

将芦笋熬汤，每天早晚各喝芦笋汤一次，每次4汤勺，对早期癌症患者的康复有很大的帮助。

芦笋南瓜乌鸡汤

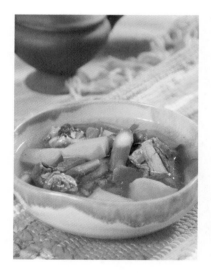

材料：乌鸡1只、芦笋100克、南瓜60克。
调料：葱段、姜片、盐、味精各适量。

做法：

1. 乌鸡宰杀去内脏，洗净切块，入沸水中焯去血水除腥；芦笋去老皮洗净，切段，稍焯；南瓜去皮及子，洗净切块。

2. 煲锅置火上，倒入适量清水，放入乌鸡块、葱段、姜片，大火煮沸后改小火煲约1小时，加芦笋段、南瓜块继续煲约30分钟，加盐、味精调味即可。

养生笔记：南瓜含有丰富的胡萝卜素和维生素C，可以健脾、预防胃炎、防治夜盲症、护肝，使皮肤变得细嫩，并有中和致癌物质的作用。

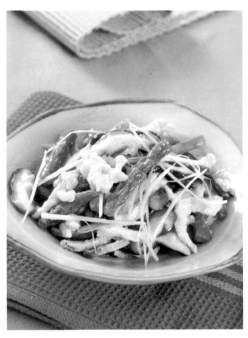
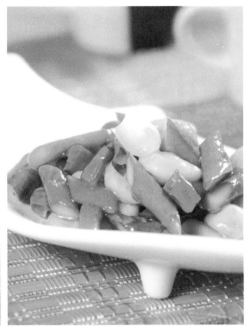

笋菇肉丝

材料：芦笋500克、香菇50克、猪瘦肉250克、鸡蛋2个。

调料：盐、味精、香油、葱、姜、水淀粉、植物油各适量。

做法：

1. 香菇用水泡发，捞出洗净切丝，泡香菇的水滤清备用。

2. 芦笋、葱、姜洗净切丝；猪瘦肉切丝；鸡蛋打散，放入猪肉丝拌匀。

3. 油锅烧热，肉丝过油捞出，锅中留余油，烧热，加入葱丝、姜丝略炒，放入芦笋丝、香菇丝翻炒片刻，再加入肉丝、盐、味精翻炒。

4. 加入泡香菇的水略煮，用水淀粉勾芡，淋香油出锅即可。

百合芦笋

材料：鲜百合100克、芦笋200克、鲜白果20克。

调料：植物油、盐、味精、胡椒粉、干红辣椒、蒜末各适量。

做法：

1. 芦笋洗净切段，放入沸水锅中焯烫，捞出沥水；鲜白果洗净，去壳，放沸水浸泡后去衣膜，捞出沥水。

2. 鲜百合瓣成瓣洗净；干红辣椒去蒂、子，洗净切成段。

3. 锅置火上，倒油烧至五成热，下入蒜末、干红辣椒段爆香，下入百合煸炒，再放入芦笋段、白果炒至熟，加入盐、味精、胡椒粉炒匀即可。

韭菜——降脂排毒最在行

药典精要

①《食鉴本草》记载："煮食，归肾壮阳，止泄精，暖腰膝。"②《本草求真》记载："火盛阴虚，用之为最忌。"

饮食搭配

①韭菜配伍核桃肉，适用于阳虚畏寒、腰膝冷痛、遗精者。②韭菜与鲫鱼配伍煮食，适用于痢疾患者。

食疗功效

韭菜可降血脂、扩张血管、促进胃肠道蠕动、防治便秘。

实用偏方

将韭菜捣汁滴鼻，可治疗中暑昏迷；将韭菜放在火上烤热，涂抹患处，可治疗荨麻疹。

韭菜炒羊肝

材料：韭菜100克、鲜羊肝120克。
调料：植物油、盐、鸡精、料酒各适量。

做法：
1. 将韭菜、羊肝洗净；韭菜切小段，羊肝去筋膜，切片，用盐、料酒腌渍。
2. 起锅加植物油烧热，倒入羊肝，大火急炒，加入韭菜炒熟，最后加盐、鸡精调味即可。

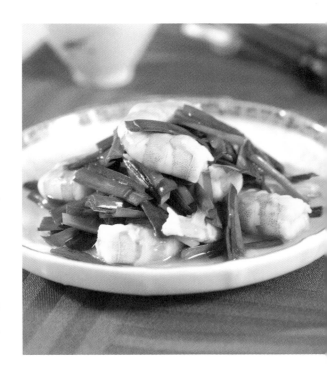

韭菜炒虾仁

材料：虾仁200克、韭菜100克。

调料：姜丝、盐、料酒、植物油各适量。

做法：

1. 虾仁洗净，去沙线；韭菜择洗干净，切段。

2. 锅置火上，放入植物油烧热，炒香姜丝，然后放入虾仁、料酒翻炒，加入韭菜、盐大火快炒至熟即可。

韭菜烧蛏子

材料：鲜蛏肉300克、韭菜100克。

调料：高汤、植物油、盐、料酒、味精、香油各适量。

做法：

1. 蛏肉用清水浸泡洗净，捞出沥水；韭菜择去杂质洗净，切成3厘米长的段，将韭菜白与叶分开放盘内。

2. 炒锅内加入植物油，大火烧至八成热时将韭菜白和蛏子肉下锅快速煸炒，随即加入高汤、盐、料酒、味精和韭菜叶略炒，最后淋上香油，炒匀装盘即可。

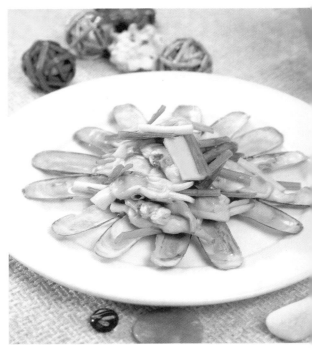

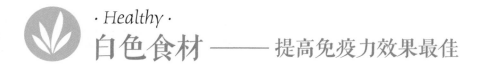
洋葱——散寒消菌的"菜中皇后"

饮食搭配

洋葱与羊肉配伍，适用于体质虚弱、阳气不足者。

食疗功效

洋葱可杀菌，如金黄色葡萄球菌、白喉杆菌等；含有前列腺素A，能降低外周血管阻力，降低血液黏度，使血压下降；可提神醒脑、缓解压力、预防感冒、清除体内氧自由基、促进新陈代谢能力、抗衰老、预防骨质疏松。

洋葱拌木耳

材料：洋葱1个、黑木耳3朵。

调料：醋、香油、味精、盐、香菜、蒜蓉各适量。

做法：

1. 洋葱切成片；黑木耳泡发，洗净，切小块。

2. 将洋葱片和黑木耳放在热水里焯熟（焯洋葱时间要短，水沸即可）。

3. 取一盘，放入黑木耳、洋葱片、香菜、蒜蓉，再加入所有调料，拌匀即可。

养生笔记：洋葱中所含的二烯丙基二硫化物和少量含硫氨基酸，具有降血脂、降血压、抗动脉粥样硬化和预防心肌梗死的奇异功能。黑木耳具有益气、凉血、止血、降压、利便等功效，常食用黑木耳，可防治高脂血症、动脉硬化和冠心病。

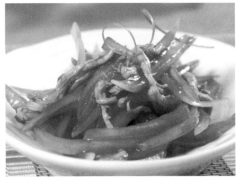

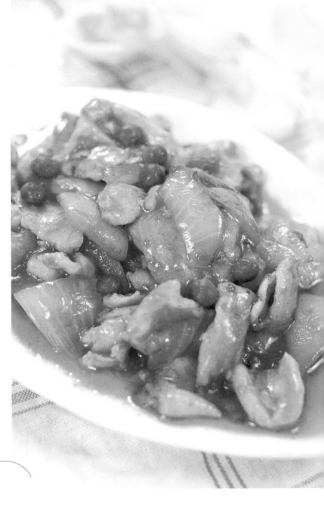

猪肉炒洋葱

材料：洋葱150克、猪瘦肉50克。

调料：酱油、味精、植物油、盐各适量。

做法：

1. 将猪肉洗净，切成丝；洋葱去外皮，洗净切丝。

2. 锅内放植物油烧至八成热，放入肉丝翻炒至变色，放入洋葱同炒片刻，加酱油、盐、味精翻炒片刻，至入味即可。

葱香鸡片

材料：鸡脯肉200克、洋葱1/2个、豌豆50克、鸡蛋1个（取蛋清）、面粉适量。

调料：植物油、蒜末、番茄酱、料酒、盐、白糖、水淀粉各适量。

做法：

1. 鸡脯肉洗净，切片，加入料酒、少许盐、鸡蛋清、面粉拌匀，腌渍10分钟；洋葱去皮，洗净，切片；豌豆洗净，放沸水中煮熟。

2. 炒锅倒植物油烧热，放入鸡脯肉滑散至两面呈金黄色盛出，沥油。

3. 原锅倒油烧热，炒香蒜末，放入洋葱片翻炒，加入番茄酱、剩余盐、水淀粉、白糖、半杯水煮沸，倒入鸡脯肉烧至汤汁稍稠，倒入豌豆翻炒均匀即可。

菜花——防癌抗癌效果好

饮食搭配

菜花中含有大量叶酸，有利于帮助人体更好地吸收牛肉中所含的维生素B_{12}，对身体健康有好处。

食疗功效

菜花有抗癌的功效，如乳腺癌、肺癌、直肠癌等，还可提高肝脏解毒能力、增强机体免疫力、增强毛细血管韧性。

辣炒菜花

材料：菜花1棵、干红辣椒4个。
调料：花椒、盐、味精、植物油各适量。

做法：

1. 菜花去柄，切小朵，洗净，沥干；干红辣椒去蒂、子，切段。
2. 油锅烧至四成热，炸香花椒粒后，捞出花椒不要，趁热油下干辣椒段，炸至刚变色，放菜花快速翻炒，加盐、味精调味，炒熟即可。

养生笔记：常吃菜花可减少患乳腺癌、直肠癌、胃癌的概率。菜花中的类黄酮能有效阻止体内胆固醇氧化，防止血小板凝结成块。

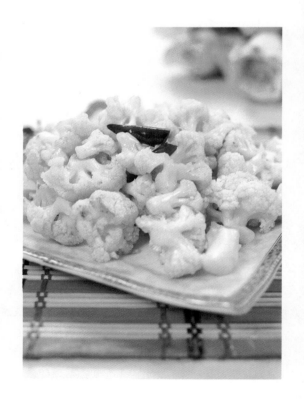

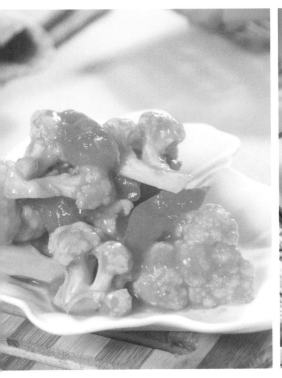
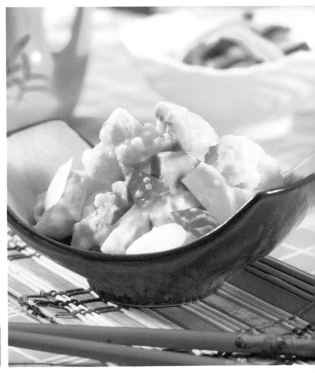

番茄炒菜花

材料：菜花350克、番茄50克。

调料：番茄酱、白糖、醋、盐、料酒、味精、花椒、水淀粉、香油、葱末、姜末、植物油各适量。

做法：

1. 花椒放入水中煮沸，浸泡一晚，制成花椒水；菜花洗净，掰小块，焯水，沥干；番茄洗净，切块备用。

2. 锅内倒油烧热，爆香葱末、姜末，烹入料酒，加番茄酱、白糖、盐、醋、番茄块、菜花略炒，加花椒水炒匀，调入味精，用水淀粉勾芡，淋上香油即可。

奶汁口蘑浇菜花

材料：菜花250克，口蘑100克，青椒、红椒各1个。

调料：植物油、蒜片、料酒、高汤、花生酱、鸡精、牛奶、水淀粉各适量。

做法：

1. 菜花洗净，掰成小朵；口蘑洗净，切两半，与菜花一起焯烫，沥干；青椒、红椒去蒂、子，洗净切块。

2. 炒锅下适量植物油，爆炒青椒块、红椒块、蒜片，再倒入菜花、口蘑，烹入料酒、高汤，烧沸后加入花生酱、鸡精烧至汁稠，最后加入牛奶稍焖，用水淀粉勾芡，出锅装盘即可。

土豆——降糖降脂毫不留情

饮食搭配

　　土豆可与牛肉配伍。牛肉的营养价值很高，但其纤维很粗，会刺激胃黏膜，不易消化；土豆中含有丰富的叶酸，与牛肉同食，不仅能有效降糖、降脂，还能起到保护胃黏膜的作用。

鸡蓉南瓜土豆泥

材料：鸡脯肉100克、南瓜20克、土豆150克。

调料：植物油、盐、鸡精、料酒、姜汁、胡椒粉、香菜叶各适量。

做法：

1. 鸡脯肉洗净，剁成泥，加料酒、盐、姜汁、胡椒粉拌匀腌渍好，做成鸡蓉丸。
2. 将南瓜、土豆去皮，洗净，放入蒸笼蒸熟后捣成泥。
3. 炒锅烧热，放植物油烧热，放入南瓜、土豆泥翻炒，加入盐、鸡精炒匀，再将鸡蓉丸放入，炒熟，放香菜叶即可。

醋熘土豆丝

材料：土豆500克、红椒1/2个。

调料：植物油、醋、盐、花椒、葱花、姜丝、蒜片、鸡精各适量。

做法：

1. 土豆去皮洗净，切成细丝，洗去淀粉，沥水；红椒洗净，切丝。
2. 锅置大火上烧热，倒植物油烧至六成热，先将花椒炸一下捞出，再放入葱花、姜丝、蒜片，随即放入土豆丝翻炒，加入红椒丝、醋、盐、鸡精炒熟即可。

咖喱土豆鸡块

材料：鸡肉200克、土豆150克、咖喱粉30克。

调料：葱末、蒜末、淀粉、盐、料酒、味精、植物油各适量。

做法：

1. 鸡肉洗净，切块，放入沸水中焯一下捞出；土豆洗净，去皮，切块。

2. 锅置火上，放植物油烧至五成热，放入土豆块炸至金黄色，捞出沥油。

3. 原锅中底油加热，放入咖喱粉、淀粉、蒜末，用小火煸炒出香味，加葱末煸炒几下，加少许水，搅拌均匀后放入鸡块、料酒，转中火烧5分钟，放入土豆、盐、味精，翻炒均匀即可。

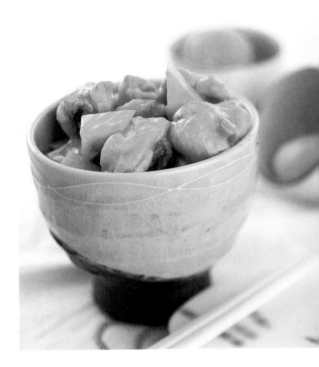

香炒土豆片

材料：洋葱150克、土豆300克、芹菜35克。

调料：盐、胡椒粉、植物油各适量。

做法：

1. 洋葱去皮，洗净，切碎末；芹菜择洗干净，切成碎末备用；土豆去皮洗净，切成薄片备用。

2. 炒锅倒油烧热，下入洋葱末炒香，放入土豆片翻炒至八成熟，再放入芹菜末炒熟，加盐、胡椒粉调味即可。

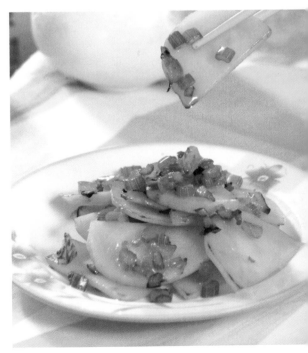

茭白——美白排毒效果好

药典精要

①《本草拾遗》记载："去烦热，止渴，除目黄，利大小便，止热痢，解酒毒。"②《本草汇言》记载："脾胃虚冷作泻者勿食。"

饮食搭配

①茭白与通草、猪蹄配伍食用，可增加乳汁。②茭白配伍芹菜炒食，适用于高血压的辅助食疗。

食疗功效

茭白可阻止黑色素生成，软化皮肤表面角质层，使皮肤润滑细腻；帮助消化，预防便秘。

实用偏方

生茭白捣汁，用热水冲服，适用于烦热、目黄、二便不利、热痢者。

葱油茭白

材料：茭白300克，红椒、西蓝花各50克。
调料：盐、味精、葱白丝、植物油各适量。

做法：

1. 茭白去壳，洗净切片；西蓝花洗净，切小朵；红椒洗净，去蒂、子，切片。
2. 将茭白片、红椒片、西蓝花分别放入沸水中焯一下，捞出过凉，沥干水分后放入盘中。
3. 锅置火上，倒入植物油，放入葱白丝爆香后倒入盘中的菜上，放盐、味精，拌匀即可。

酱烧茭白

材料：茭白500克。

调料：葱末、料酒、白糖、香油、水淀粉、盐、味精、植物油、甜面酱各适量。

做法：

1.将茭白去皮，洗净切半，拍松切条，放入热油锅中炸熟，捞出，沥油。

2.锅中留油烧热，加入甜面酱、料酒、葱末、白糖、少许水煮沸，放入茭白条炒匀，用水淀粉勾芡，淋上香油，撒入盐、味精即可。

茄汁茭白

材料：茭白300克、番茄1个、黄瓜1/3根。

调料：番茄酱、料酒、盐、味精、白糖、高汤、植物油各适量。

做法：

1.茭白去壳去皮洗净，在砧板上拍松，切成长条备用；番茄洗净，切瓣；黄瓜洗净，切片。

2.将植物油倒入锅中，大火烧至七成热，下茭白炸至淡黄色，捞出沥干备用。

3.锅中留少许油，将油烧热，放入番茄酱煸炒，加入高汤、料酒、盐、白糖，煮沸后放入番茄瓣、黄瓜片和炸过的茭白条，加盖用小火焖烧至汤汁浓稠，用味精调味即可。

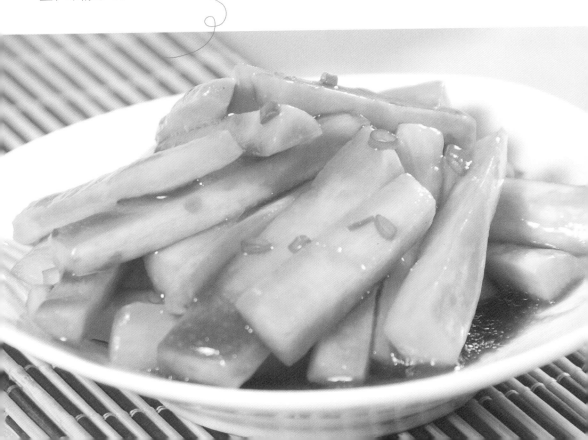

山药——延年益寿的补虚佳品

药典精要

①《本草正》记载："山药，能健脾补虚，滋精固肾，治诸虚百损，疗五劳七伤。"②《随息居饮食谱》记载："肿胀、气滞诸病均忌。"

饮食搭配

①脾虚之人，山药配伍薏米、红枣同大米或糯米煮粥食用。②肾虚之人，山药配伍芡实、莲子煨食。

食疗功效

山药可扩张血管，改善血液循环；增强免疫力，延缓细胞衰老；增强软骨弹性；减少脂肪沉积，防治动脉粥样硬化。

黄芪山药粥

材料：黄芪30克，山药、薏米各60克。
调料：盐、味精各适量。

做法：

1. 黄芪洗净，切片，加水煎汁，去渣取汁500毫升；山药洗净，切片备用。
2. 将薏米放入黄芪汁中煮至粥将熟时，放入山药片，继续煮至粥熟，加入盐、味精调味即可。

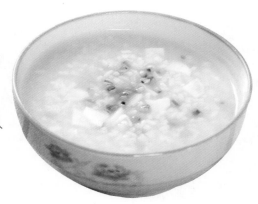

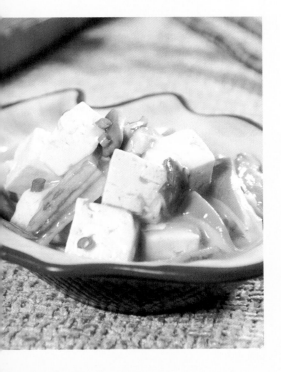

山药烧豆腐

材料：鲜蘑菇250克、新鲜山药50克、豆腐500克。

调料：植物油、盐各适量。

做法：

1. 蘑菇洗净，切成片；山药去皮洗净，切成片；豆腐洗净，切成块。

2. 炒锅放油烧热，放入山药片、蘑菇片翻炒片刻，加入适量清水、盐稍炒。

3. 加入豆腐块，烧至熟透即可。

养生笔记：**本品中蘑菇、山药、豆腐均能补气健脾，常食可增强体质。**

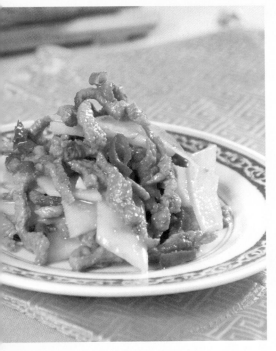

羊肉炒山药

材料：山药250克、羊肉150克。

调料：葱末、姜末、蒜末、干红辣椒、盐、鸡精、植物油各适量。

做法：

1. 山药洗净，去皮，切片；羊肉洗净，切丝；干红辣椒洗净，切段。

2. 锅置火上，倒植物油烧热，放入羊肉丝炒至变色出锅。

3. 锅中再倒油，烧至八成热，放入葱末、姜末、蒜末、干红辣椒段，爆出香味，放入山药片翻炒，放入羊肉丝，汤汁快收干时，加入盐和鸡精调味即可。

雪梨——天然的"润肺除燥剂"

药典精要

①《本经逢原》记载："越瓜惟解酒毒，利小便宜之。"②《本草通玄》记载："生者清六腑之热，熟者滋五脏之阴。"③《本草纲目》记载："梨，润肺清心，消痰降火，解疮毒、酒毒。"

饮食搭配

梨与蜂蜜相配，将蜂蜜装入梨中，蒸熟或熬成膏，适用于口干消渴、虚火咳嗽者。

食疗功效

梨属碱性食物，对人体酸碱平衡有良好的调节作用，具有预防便秘、结肠和直肠癌及消化性疾病的功效，还可促进食欲，助消化，利尿通便。

北杏雪梨炖乳鸽

材料：乳鸽1只，猪瘦肉200克，响螺100克，金华火腿30克，雪梨2个，北杏、无花果、天山雪莲子、银耳各少许。

调料：姜片、盐各适量。

做法：

1. 将所有材料处理干净，乳鸽、猪瘦肉、响螺分别放入沸水中，略微焯烫以去血水；猪瘦肉、响螺切片，雪梨去皮。

2. 将全部材料及姜片一同放入锅内，加入足量水，用小火慢炖约3小时，出锅前加入少许盐调味即可。

养生笔记：鸽肉不但营养丰富，还有一定的保健功效，能防治多种疾病；能壮体补肾、健脑安神，提高记忆力，降低血压。

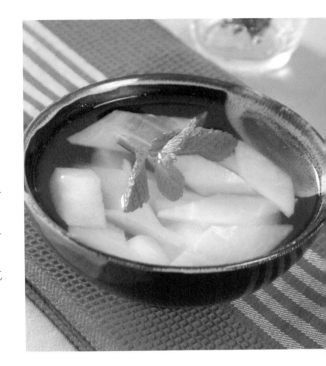

白萝卜雪梨汤

材料：白萝卜、雪梨各1个。

调料：白胡椒7粒、蜂蜜15毫升。

做法：

1. 将白萝卜洗净，切成小片；雪梨洗净去核，切块。

2. 将白萝卜片、梨块、白胡椒、蜂蜜一同放入碗内，入锅内隔水蒸至熟。

3. 将蒸好的上述食物用勺子盛出，吃萝卜、梨，饮汤即可。

养生笔记：白萝卜化痰行气止咳，有宽中下气和解毒的功效。

百合荸荠雪梨粥

材料：大米150克，雪梨、荸荠各50克，鲜百合30克。

调料：冰糖、枸杞子各适量。

做法：

1. 大米洗净，浸泡约2小时；雪梨、荸荠洗净削皮，切成指甲大小的块备用；鲜百合瓣成小瓣，泡水备用。

2. 汤锅中加入适量水，放入大米煮沸后，放入冰糖化开，然后加入雪梨、荸荠、百合、枸杞子，待大火煮沸后，转小火煮20分钟即可。

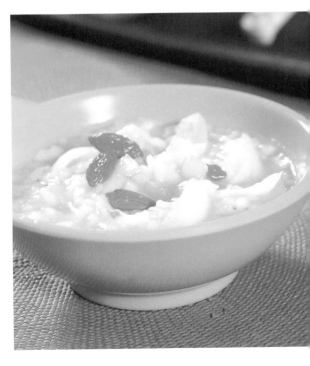

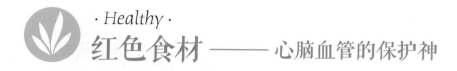

·Healthy·
红色食材——心脑血管的保护神

胡萝卜——护眼抗癌保护神

药典精要

《饮食须知》记载："味甘辛，性微温，有益无损，宜食。"

饮食搭配

①胡萝卜中含有的胡萝卜素是脂溶性物质，应用油炒熟或与肉类一起炖煮后再食用，以利于吸收。②胡萝卜与猪肝配伍煮汤进食，适用于夜盲症、眼睛干燥、小儿疳积者。

食疗功效

胡萝卜可保护视力，预防眼疾，促进儿童牙齿和骨骼的生长发育，增强人体免疫力，有抗癌功效。

胡萝卜拌粉丝

材料：胡萝卜、粉丝各200克。

调料：白糖、酱油、香油、蒜瓣、盐各适量。

做法：

1. 胡萝卜洗净，切成细丝，加盐搓软放入盘中；粉丝放沸水中焯熟，切成段，与胡萝卜丝一并放入盘中；蒜瓣去皮，洗净，切末备用。

2. 淋上用白糖、酱油、香油、蒜末调和均匀的味汁，拌匀即可食用。

胡萝卜煲田螺

材料：胡萝卜200克、田螺肉100克。

调料：料酒10毫升，姜、葱、盐、酱油各5克，白糖10克，植物油30毫升。

做法：

1.把胡萝卜洗净，切成3厘米见方的块；田螺肉用清水漂去泥，洗净，切片；姜洗净切片；葱洗净切段。

2.炒锅置大火上烧热，加入适量植物油，烧至六成热时，下入姜片、葱段爆香，随即加入田螺肉、胡萝卜、盐、白糖、酱油、料酒、300毫升水，用大火烧沸，转入沙锅中，再用小火煲半小时即可。

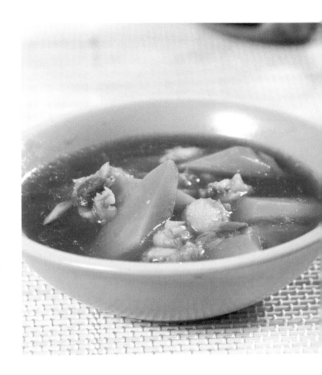

胡萝卜炒雪菜

材料：胡萝卜250克、雪菜200克。

调料：植物油、酱油、白糖、味精各适量。

做法：

1.胡萝卜洗净，切成细丝；雪菜洗净切碎末，用水洗去咸味。

2.锅置火上，待油九成热时放入胡萝卜丝煸炒，然后放入雪菜末一起翻炒均匀，加入酱油，翻炒几下，再加入白糖翻炒，待胡萝卜与雪菜均炒熟软后，加味精调味即可。

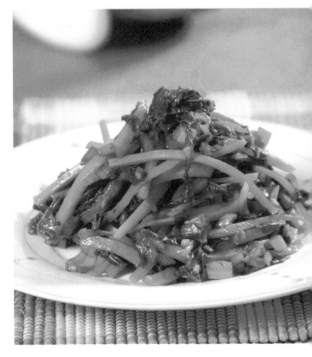

番茄——心血管的保护神

药典精要

《陆川本草》记载："生津止渴，健胃消食，治口渴、食欲不振。"

饮食搭配

①番茄与鸡蛋配伍炒食，营养价值很高。②番茄与藕节、白茅根配伍，绞汁服用，适用于阴虚血热、鼻衄、牙龈出血者。

食疗功效

番茄可消除疲劳，增进食欲；预防癌症，如胰腺癌、直肠癌、喉癌；促进钙、铁元素的吸收；富含维生素P，可预防毛细血管出血，维持心血管健康。

实用偏方

患有口疮时，可含一些番茄汁，或涂抹疮面，每次数分钟，每日数次，可促进愈合。

双茄片

材料：番茄60克、茄子160克。
调料：盐、味精、葱片、姜片、蒜末、植物油各适量。
做法：
1.茄子洗净去皮，切片；番茄洗净切片，备用。
2.锅内倒植物油，烧热，放入葱片、姜片、蒜末、茄子片翻炒片刻，再加入番茄片、盐、味精，翻炒几下即可。

番茄草菇

材料：番茄150克、草菇200克、柿子椒少许。

调料：植物油、料酒、酱油、白糖、盐、水淀粉、味精各适量。

做法：

1. 番茄洗净，切块；草菇洗净，切半，焯水，捞出；柿子椒洗净，去蒂、子，切片。

2. 锅置火上，放植物油烧热，放入草菇、料酒、酱油翻炒，放入番茄块炒至将熟，放入柿子椒翻炒至熟，加白糖、盐、味精调味，用水淀粉勾芡即可。

番茄烧冬瓜

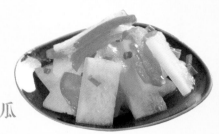

材料：番茄2个、冬瓜200克。

调料：植物油、味精、盐、胡椒粉、葱花各适量。

做法：

1. 将番茄洗净，去皮，切成薄片；冬瓜去皮、瓤，洗净，切成薄片。

2. 热锅倒油，大火烧至六成热，放入冬瓜略炒至透明状时，放入番茄、适量水略煮至熟。

3. 加胡椒粉、盐、味精调味，出锅时撒入葱花即可。

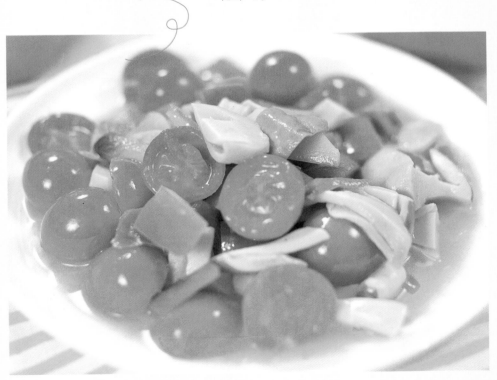

辣椒——天然的健康排毒师

药典精要

《纲目拾遗》记载："辣茄性热而散，亦能祛水湿。有小童暑月食冷水，卧阴地，至秋疟发，百药罔效，延至初冬，偶食辣酱，颇适口，每食需此，又用以煎粥食，未几，疟自愈。良由胸膈积水，变为冷痰，得辛以散之，故如汤沃雪耳。"

饮食搭配

苦瓜性味寒苦，具有清暑去热、明目、解毒的功效，配以温中散寒、除湿开胃的辣椒，可制约苦瓜苦寒的作用。

食疗功效

辣椒味辛，性热。能温中健胃、散寒燥湿，发汗、增进食欲。

水煮鱼

材料：草鱼1条、黄豆芽300克、鸡蛋1个（取蛋清）。
调料：干红辣椒段、花椒、熟白芝麻、蒜末、姜末、葱花、盐、辣椒油、淀粉、味精、植物油各适量。

做法：

1. 把鱼洗净，剔鱼肉，斜切鱼片，将鱼片放到盘子里，加上蛋清、盐、淀粉，用手抓匀；黄豆芽择洗干净备用。
2. 把油倒入锅中烧热，爆炒姜末、蒜末、干红辣椒段、花椒，将鱼骨煎一下，捞出过凉，油热后把黄豆芽倒入锅中。
3. 均匀地放入鱼片，加少许盐和味精，烧熟后撒上熟白芝麻，盛入盆中。
4. 另起锅烧热，倒入植物油和辣椒油，烧至八成热，放入干红辣椒和花椒爆香，然后直接倒在鱼盆里，当听到吱吱的声响，撒上葱花即可。

辣炒羊肉丝

材料：羊肉300克。

调料：干辣椒、盐、酱油、葱丝、姜丝、蒜丝、芝麻油、味精、胡椒粉、花椒水、植物油各适量。

做法：

1. 羊肉洗净，剔筋膜，切丝，入水中浸泡，捞出，沥干，加盐、花椒水、胡椒粉拌匀；干辣椒泡软，切丝。

2. 炒锅烧热，倒入植物油，升温至140℃左右时，放入辣椒丝，待煸至变色时取出。

3. 将羊肉丝放入油锅中，煸到肉丝呈深黄色时，加入辣椒丝、姜丝、蒜丝稍煸，加酱油，放葱丝，淋上芝麻油，放味精炒匀即可。

剁辣椒

材料：新鲜红辣椒2000克。

调料：盐、生姜各适量。

做法：

1. 将辣椒洗净，去蒂晾干后切碎；生姜去皮洗净，切成末。

2. 取干净无油的大盆，把切好的辣椒连同适量盐一同拌匀，略腌渍片刻，可依个人喜好挤去少许水分。

3. 把姜丝拌入预先腌好的辣椒内，装入可密封的容器中。

4. 密封容器，静置于阴凉通风处，10～15天后即可食用。

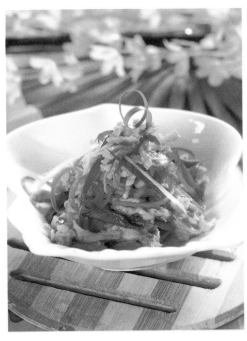

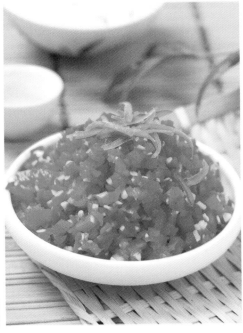

草莓——滋阴润肠的"果中皇后"

饮食搭配

草莓中含有的果胶及维生素，可促进胃肠蠕动，改善便秘，预防痔疮、肠癌的发生；枸杞子的滋阴作用很明显，配合草莓食用可补养气血。

食疗功效

草莓含有丰富的维生素C，能防治动脉粥样硬化、冠心病，养颜美容，润肺止咳，增强抵抗力；所含的维生素与果胶，可防治高血压、高胆固醇、便秘等。

草莓黄瓜

材料：黄瓜500克、草莓200克。
调料：白糖、白醋、盐、鸡精各适量。

做法：

1. 黄瓜用清水洗净，切去两头，再切成"梳子背"块形，放入小盆内，加盐腌10分钟，捞出，放入凉水中稍漂洗，轻轻挤干水分，盛入盘内；草莓去蒂，洗净，沥干放盘内。

2. 将白糖用凉开水溶化，淋入白醋，加鸡精拌匀，入冰箱冷冻后取出，浇在黄瓜块、草莓上即可。

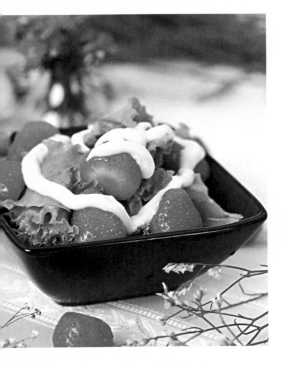

草莓沙拉拌生菜

材料：生菜300克、草莓150克。

调料：沙拉酱适量。

做法：

1. 草莓去蒂，洗净备用；生菜叶用手撕成片，洗净备用。

2. 将生菜片与草莓放入碗中拌匀。

3. 浇上沙拉酱即可。

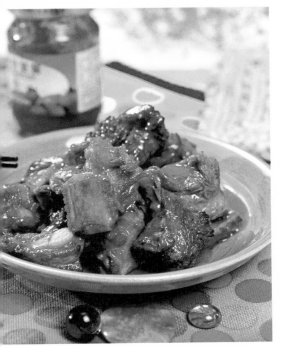

草莓酱排骨

材料：猪排骨500克。

调料：植物油、草莓酱、番茄酱、白糖、盐、鸡精各适量。

做法：

1. 排骨洗净，斩成段，焯水去血沫后捞出。

2. 将排骨装盘子里，放沸水蒸锅中用大火蒸约30分钟后，取出待用。

3. 锅中放植物油烧至四成热，放入草莓酱、番茄酱、白糖、盐，用小火慢炒约1分钟，下排骨、鸡精，翻炒均匀后起锅装盘即可。

红枣——补气养血的圣品

药典精要

①《黄帝内经》记载："枣为脾之果，脾病宜食之。"②《本草经疏》记载："小儿疳病不宜食，患痰热者不宜食。"

饮食搭配

红枣配伍鲜芹菜根一同煎服，可降低血中胆固醇。

食疗功效

红枣可保护肝功能，降低胆固醇，防止胆结石形成；提高免疫力，抗癌；防治骨质疏松；防治贫血；促进青少年生长发育。

花生红枣糯米粥

材料：糯米200克、花生60克、红枣5颗。
调料：红糖适量。

做法：

1. 将花生、红枣洗净，沙锅内加入适量清水，将花生煮烂。

2. 然后倒入淘洗干净的糯米和适量水，烧沸后加入红枣，再改用小火煮至米烂成粥，加入红糖调匀，出锅即可。

养生笔记：本品具有健脾补血、养心健脑的功效。糯米具有补中益气、健脾养胃、止虚汗之功效；花生具有健脾、润肺、和胃、养心等作用；红枣能补养心脾、养血安神。花生与红枣同用，更能增强其健脑益智作用。

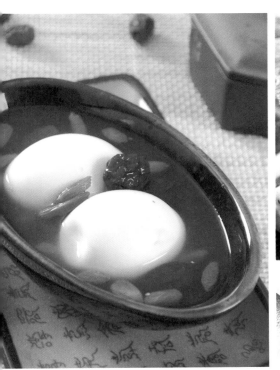

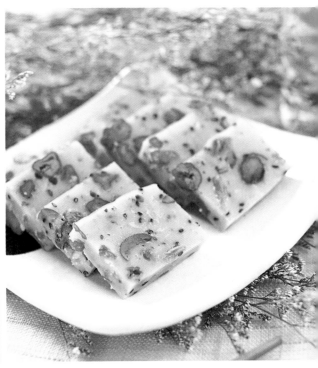

枸杞红枣鸡蛋汤

材料：枸杞子15～30克、红枣6～8颗、鸡蛋2个。

做法：

1. 枸杞子、红枣分别用清水洗去表面污垢。

2. 鸡蛋放入水中煮熟后去壳。

3. 将枸杞子、红枣、去壳鸡蛋加水同煮半小时即可。

养生笔记：红枣能补中益气、养血安神；枸杞子能滋补肝肾、养肝明目。诸品合用，具有养肝明目、益气健脾的功效。

红枣糕

材料：红枣400克，枸杞子、核桃仁、葡萄干、黑芝麻、松子仁各30克，糙米、薏米各50克，面粉适量。

调料：红糖适量。

做法：

1. 将红枣、枸杞子、葡萄干、黑芝麻、糙米、薏米泡洗干净后，加红糖、核桃仁、面粉、少许水在盆中拌匀。

2. 将以上材料放入沸水锅中蒸20分钟，再焖10分钟。

3. 将蒸好的食物倒入模具中。

4. 用松子仁在上面排列出图案，待冷却后倒出，切片即可。

西瓜——消暑解热的盛夏佳果

药典精要

①《丹溪心法》记载："治口疮者，用西瓜浆水徐徐饮之。"②《滇南本草》记载："治一切热症，痰涌气滞。"

饮食搭配

西瓜味甘、性寒，有清热解暑、除烦止渴的功效，搭配薄荷食用，清热除烦力强，尤其适用于夏季高热烦渴者。

食疗功效

西瓜瓤除含有大量水分外，还包含了人体所必需的各种营养，如葡萄糖、果糖、蔗糖、维生素、胡萝卜素、蛋白质及各种氨基酸、果酸和钙、磷、铁等矿物质，具有消暑清热、除烦止渴、利尿消肿的功效，对预防中暑、高血压、肾炎、尿路感染、口疮等症都有作用。此外，西瓜还有助于预防高血压、降低胆固醇及预防心脏病。

泡瓜皮

材料：西瓜皮2000克。

调料：盐、花椒、干红辣椒、茴香、白酒、大蒜各适量。

做法：

1. 西瓜皮去绿皮红瓤，洗净，置于清水中浸泡1天左右后捞起，切成3厘米宽的条，晒至稍蔫备用；大蒜去皮，拍碎；干红辣椒切碎。

2. 取干净大盆，将瓜皮、盐、花椒、干红辣椒、茴香、白酒、大蒜放入，拌匀，然后填入泡菜坛内，用凉开水加适量盐，调成盐水，注入坛内，至浸没所有菜品为止。

3. 密封坛口，将其放置于阴凉干燥处，7～10天即可取出食用。

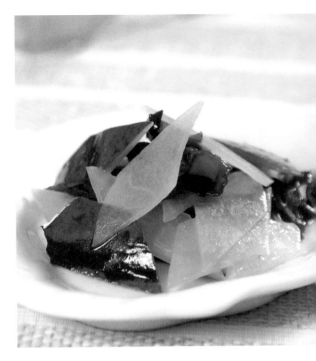

木耳西瓜皮

材料：西瓜皮250克、水发黑木耳100克。

调料：盐、白糖、醋、香油、味精各适量。

做法：

1. 西瓜皮只取外皮浅色一层，洗净，切片，撒上盐腌渍20分钟左右；黑木耳去蒂，洗净，撕成小朵，入沸水锅中焯熟，捞出过凉，沥干水分备用。

2. 将腌好的瓜皮沥去水分，放入黑木耳，最后加入白糖、醋、香油、味精拌匀即可。

拌西瓜皮

材料：西瓜皮400克、嫩黄瓜30克。

调料：香油、味精、盐、花椒、大料、植物油各适量。

做法：

1. 西瓜皮去绿皮后洗净，切细丝，用盐腌渍1小时，沥水后用沸水焯烫。

2. 嫩黄瓜洗净，切成丝。

3. 炒锅中倒入植物油烧热，放入花椒、大料炸香，即成花椒油。

4. 两种菜丝放入盘中，加香油、味精、花椒油拌匀即可。

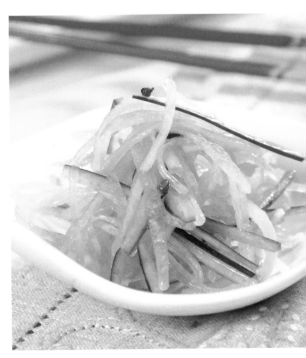

· *Healthy* ·

蓝紫色食材 —— 花青素有效抗老化

茄子——抗衰老的保健食品

药典精要

《饮食须知》记载："多食动风气，发痼疾及疮疥。虚寒、脾胃弱者勿食，诸病人莫食，女子能伤子宫无孕。蔬中唯此无益。"

饮食搭配

茄子与番茄同炒，能使炒出来的茄子不发黑，颜色漂亮。

食疗功效

茄子有抗氧化、抗衰老、抗癌、降低血液中的胆固醇的作用；富含维生素P，可软化血管、防止小血管出血。

菊花茄子

材料：长茄子300克、胡萝卜1根。

调料：面粉、植物油、水淀粉、番茄酱、盐、味精、白糖、葱花、姜末各适量。

做法：

1.茄子去蒂，洗净，切4厘米长的段，在其横断面上剞十字花刀，撒少量盐略腌，再蘸匀面粉；胡萝卜洗净，切丁。

2.油锅烧至七成热，放茄花炸好，捞出沥油，放盘内。

3.锅内留底油烧热，放入番茄酱略炒，再放入葱花、姜末、白糖、胡萝卜丁、盐、适量水烧沸，撒入味精，用水淀粉勾芡，浇淋在炸好的茄花上即可。

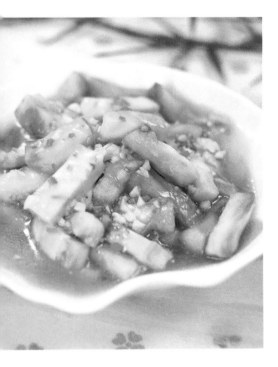

蒜蓉烧茄子

材料：茄子500克、蒜蓉20克。

调料：姜末、葱花、盐、白糖、水淀粉、味精、植物油各适量。

做法：

1. 茄子去蒂、皮，洗净，切条；用白糖、水淀粉调成芡汁。

2. 炒锅倒植物油烧热，放入茄子块翻炒，再加入姜末、蒜蓉、盐、水，烧沸后转小火煮约10分钟，撒入葱花、味精调味，用水淀粉勾芡即可。

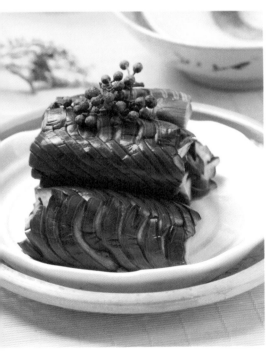

泡茄子

材料：新鲜小长茄2000克。

调料：老盐水、盐、红糖、白酒、干红辣椒、花椒各适量。

做法：

1. 茄子洗净，去茄柄，置于阴凉通风处晾干。

2. 取干净泡菜坛，放入花椒、干红辣椒垫底，另将茄子用刀略划十字刀花。

3. 将茄子码入泡菜坛内，码好后放入盐、红糖、白酒、干红辣椒、花椒，再注入老盐水至浸没茄子。

4. 密封坛口后静置于阴凉处，15～20天后即可取出食用。

葡萄——最古老的利尿消肿果

药典精要

①《神农本草经》记载："益气倍力，强志，令人肥健，耐饥，忍风寒。久食轻身，不老延年。"②《百草镜》记载："治筋骨湿痛，利水甚捷，除遍身浮肿。"③《医林纂要》记载："多食生内热。"

饮食搭配

①葡萄和糯米搭配食用，可使葡萄中的叶酸与糯米中的铁结合，可保持红细胞活力，滋润血色，适合于贫血及疲劳者。②使用药物安体舒通、氨苯蝶啶和补钾剂时，不宜同食葡萄干和其他含钾量高的食物，否则易引起高钾血症，出现胃肠痉挛、腹胀、腹泻或心律失常等症状。

食疗功效

葡萄含有丰富的糖类和酸类，容易被人体吸收，可迅速改善低血糖，促进消化，并有保肝作用；葡萄酒可通行血脉。

香蕉葡萄粥

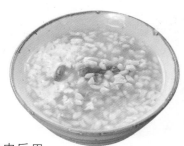

材料：香蕉1根、葡萄干20克、熟花生适量、圆糯米150克。

调料：冰糖适量。

做法：

1. 将香蕉剥皮，切成小丁；葡萄干洗净；熟花生去皮后用刀剁碎；圆糯米洗净后用水浸泡1小时。
2. 锅内倒入清水和圆糯米，大火煮沸后，转小火熬煮1小时左右。
3. 将葡萄干、冰糖放入粥中，熬煮20分钟后加入香蕉丁、花生碎即可。

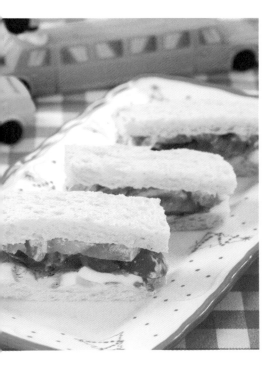

葡萄三明治

材料：吐司面包200克，葡萄100克，鸡蛋1个，番茄、生菜各适量。

调料：蛋黄酱适量。

做法：

1.番茄洗净，切片；鸡蛋煮熟，剥壳，切片；生菜洗净，切成小片；吐司面包切去四边；葡萄洗净，去皮、子。

2.将蛋黄酱拌匀抹在一块吐司面包上，再在上面依次铺鸡蛋片、生菜片、番茄片和葡萄粒，最后盖上另一片面包即可。

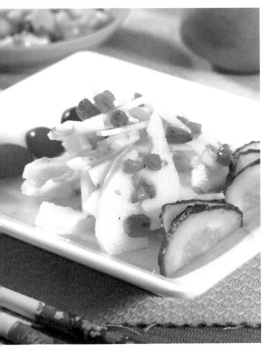

葡萄藕片

材料：藕、葡萄各500克，葡萄干100克，红樱桃、黄瓜各少许。

调料：蜂蜜适量。

做法：

1.樱桃洗净，对切两半；黄瓜洗净切片；葡萄去皮去子，榨成汁；葡萄干切碎，加入葡萄汁、蜂蜜拌匀，即成葡萄蜂蜜汁。

2.藕刮皮洗净，切成圆片，放入沸水锅中焯至断生，捞出过凉，沥干水分，放入葡萄蜂蜜汁内拌匀，放进冰箱冰镇约30分钟，取出装盘，点缀上红樱桃和黄瓜即成。

紫菜——神奇的"营养宝库"

药典精要

①《本草纲目》记载："病瘿瘤脚气者宜食之。"②《食疗本草》记载："多食胀人。"

饮食搭配

蛤蜊是一味清补之品，蛋白质多，脂肪少，与紫菜配伍食用，适用于高脂血症患者。

食疗功效

紫菜富含碘，可治疗因缺碘而引起的甲状腺肿大；富含钙，能够促进骨骼与牙齿发育；富含胆碱，可改善记忆力衰退。

实用偏方

①治高血压：紫菜、草决明各15克，水煎服，每日3次。②治肺热咳嗽、痰黄稠：紫菜10克，萝卜100克，水煎服，每日2次。

紫菜鱼丸汤

材料：鱼丸200克、猪肉馅100克、紫菜50克、香菇20克。

调料：酱油、料酒、胡椒粉、水淀粉、盐、高汤、香菜末各适量。

做法：

1. 鱼丸用清水冲洗干净；香菇用温水泡发，去蒂剁成末；肉馅加酱油、料酒、胡椒粉、水淀粉、盐和香菇末腌渍10分钟；紫菜撕碎洗净。

2. 高汤煮沸，倒入鱼丸和肉馅搅匀，转中火炖煮至鱼丸熟透，熄火。

3. 倒入紫菜，用水淀粉勾芡，撒上香菜末，出锅即可。

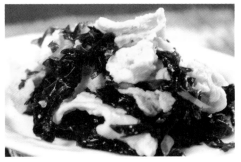

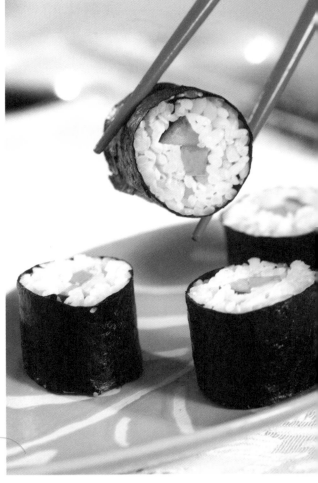

紫菜炒鸡蛋

材料：干紫菜30克、鸡蛋2个。

调料：葱花、盐、植物油各适量。

做法：

1. 将紫菜用水泡发，洗净，撕开成丝，沥水。

2. 鸡蛋磕入碗中搅散，加盐搅匀。

3. 将炒锅置大火上，加入植物油烧至六七成热，倒入鸡蛋，大火炒成小块，加紫菜丝炒匀，加葱花、盐调味即可。

紫菜包饭

材料：米饭100克，干紫菜30克，黄瓜、胡萝卜各50克，鸡蛋1个。

调料：盐、白芝麻、植物油各适量。

做法：

1. 米饭中加盐、白芝麻和植物油搅拌均匀；鸡蛋磕入碗内，打散，加盐搅拌均匀；黄瓜洗净，去蒂，切条；胡萝卜洗净，去皮，切条。

2. 锅内倒油烧至五成热，淋入蛋液煎成蛋皮，盛出，切长条。

3. 取一张紫菜放在竹帘上铺好，放上米饭，铺平，放上蛋皮条、黄瓜条、胡萝卜条，将竹帘卷起来，一定要卷紧，再用刀把卷成条形的紫菜包饭切成1.5厘米长的段即可。

紫甘蓝——抗氧化的"紫色人参"

药典精要

①《胡洽百病方》记载："甘蓝，河东陇西多种食之，汉地甚少有。其叶长大厚，煮食甘美。经冬不死，春亦有英，其花黄，生角结子。子甚治人多睡。"②《本草拾遗》记载："甘蓝是西土蓝，阔叶可食。"③《纲目》记载："甘蓝，亦大叶冬蓝之类也。"

饮食搭配

紫甘蓝与虾米同食，能强壮身体、防癌抗病；与青椒同食，能促进胃肠蠕动。

食疗功效

紫甘蓝营养丰富，含有较多的维生素C、维生素E和B族维生素，以及丰富的花青素苷和纤维素等，对高血压、糖尿病患者有所帮助。

脆泡紫甘蓝

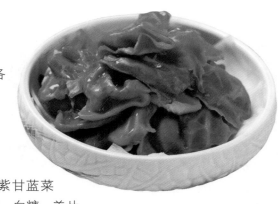

材料：紫甘蓝2000克。

调料：老盐水、盐、白糖、姜片各适量。

做法：

1. 紫甘蓝去外皮，洗净，剥成片状，置于阴凉通风处晾至略蔫。
2. 泡菜坛中放入姜片垫底，铺入紫甘蓝菜叶，至一半的量时均匀撒上一层盐、白糖、姜片。
3. 菜叶全部铺好后，撒入剩下的盐、白糖、姜片，注入老盐水至浸没菜叶为止。
4. 密封好泡菜坛，静置于阴凉处，2天左右即可取出食用。

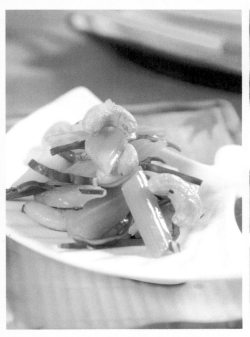
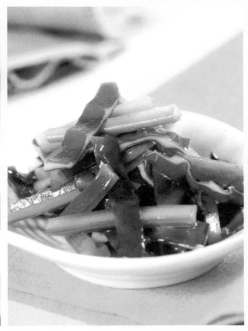

西芹腰果

材料：西芹250克、腰果50克、紫甘蓝100克。

调料：植物油、盐各适量。

做法：

1. 西芹择洗干净，斜切成段，下沸水中焯1分钟左右，捞出，沥干；紫甘蓝洗净，切丝；腰果下沸水中稍烫，捞出，沥干。

2. 锅内倒植物油烧热，下入腰果，炸至金黄色后捞出，放入盘内，趁热放少量盐拌匀。

3. 锅中留底油烧热，下西芹段、盐炒约半分钟，将西芹推至锅边，下紫甘蓝丝、盐炒约半分钟，倒入腰果，与西芹段和紫甘蓝丝炒匀即可。

爽口紫甘蓝

材料：紫甘蓝200克，芹菜段100克，胡萝卜、青椒各50克。

调料：白醋、盐、鸡精、香油各适量。

做法：

1. 紫甘蓝、胡萝卜分别择洗净，切成条；青椒去蒂、子，洗净切成丝。

2. 把胡萝卜条、青椒丝、芹菜段下沸水锅中焯一下，捞出。

3. 在沸水中加点白醋，放入紫甘蓝条焯一下，捞出。

4. 将处理好的紫甘蓝条、胡萝卜条、青椒丝、芹菜段一起放入盘内，加入盐、鸡精、白醋、香油拌匀即可。

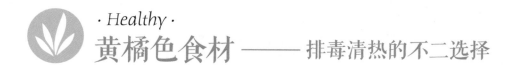

黄豆芽——消除疲劳"如意菜"

饮食搭配

①韭菜和黄豆芽同食可加速体内脂肪代谢，特别适合便秘者和肥胖者食用。②黄豆芽的蛋白质结构比较疏松，易于消化，维生素B_1、维生素B_2、维生素C以及水溶性纤维素含量也比较高，是高营养蔬菜；黑木耳含有较多的微量元素、木糖、卵磷脂、钙、铁等。两者搭配，提供的营养更为全面。

食疗功效

黄豆芽热量较低，不仅所含的水分和膳食纤维较高，还含有优质植物蛋白、维生素和丰富的矿物质，可增强体内抗病毒、抗肿瘤的能力；能使头发保持乌黑发亮，对面部雀斑也有较好的淡化作用。

黄豆芽猪血汤

材料：黄豆芽、猪血各250克。

调料：植物油、姜末、蒜蓉、葱花、黄酒、味精、盐、鸡汤各适量。

做法：

1. 将黄豆芽洗净，去根须，切段；猪血切成小方块，用清水漂净，在沸水中略焯备用。

2. 锅内加少许植物油，烧至七成热，爆香蒜蓉、葱花、姜末，下猪血块并烹入黄酒，加清水或鸡汤，大火煮沸2～3分钟。

3. 放入黄豆芽煮熟，调入味精、盐即可。

豆芽炝海带

材料：黄豆芽400克、鸡胸肉200克、海带150克、花椒10粒。

调料：植物油、盐、鸡精各适量。

做法：

1. 黄豆芽洗净，放入沸水中焯熟，捞出浸凉，沥水。海带泡软，洗净，切丝，放入沸水中焯一下，浸凉，沥水。鸡胸肉洗净，放入锅内，加入适量清水煮熟，捞出，切丝。

2. 把黄豆芽、海带丝和鸡胸肉丝放入盆中，加盐和鸡精拌匀。

3. 把花椒放入锅中，倒入适量植物油，待油热后浇在盛有豆芽的盆中，搅拌均匀后盛盘上桌。

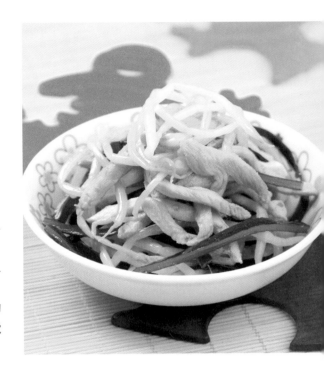

黄豆芽炒油豆腐

材料：黄豆芽300克、油豆腐100克。

调料：白糖、盐、味精、植物油各适量。

做法：

1. 将油豆腐放入沸水中浸泡片刻，捞出沥干，切成块；将黄豆芽洗净，沥干备用。

2. 锅置火上，放油烧热，放入黄豆芽煸炒，再放入油豆腐，翻炒1分钟，放入白糖、盐、味精，翻炒均匀即可。

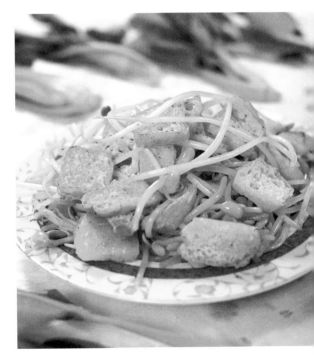

南瓜——防癌抗氧化的宝贝

药典精要

《滇南本草》记载："南瓜性温，味甘无毒，入脾、胃二经，能润肺益气，化痰排脓，驱虫解毒，治咳止喘。"

饮食搭配

由于南瓜含维生素C分解酶，所以不宜与富含维生素C的蔬菜、水果同时吃。维生素C耐热，南瓜煮熟后此酶即被破坏。所以南瓜宜煮食，不宜炒食，更不宜与番茄、辣椒同炒。富含维生素C的菜有菠菜、油菜、番茄、圆辣椒、小白菜、花菜等。

食疗功效

吃南瓜可以起到消除致癌物质的作用，南瓜中含有大量的锌，有益皮肤和指甲健康，其中抗氧化剂β胡萝卜素具有护眼、护心的作用。

南瓜鱼子烧蘑菇

材料：南瓜300克、鲜蘑菇100克。
调料：植物油、鱼子酱、葱末、酱油、料酒、盐各适量。

做法：
1. 鲜蘑菇去根洗干净，撕成条备用；南瓜削皮洗净切片，备用。
2. 锅置火上烧热，加植物油，待油烧到七成热时放入葱末爆香，放入南瓜和蘑菇，放入少许酱油和水，待南瓜软烂后放入鱼子酱，再煮一会儿。
3. 出锅前烹入料酒，加盐调味即可。

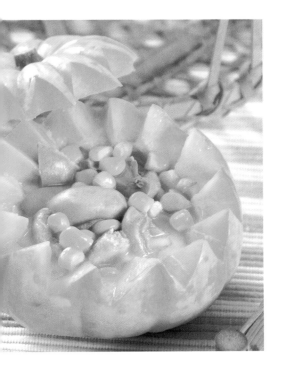

玉米金瓜盅

材料：金瓜1个、洋菇5朵、鲜玉米粒25克、低脂鲜奶100毫升。

做法：

1. 金瓜表皮洗净，对半切开，去子，取半个备用。

2. 锅中加适量清水烧沸，水量约可盖过半个金瓜。

3. 将半个金瓜置入沸水中，调小火，焖煮至金瓜肉熟透，取出熟金瓜，放在盘中。

4. 在锅里剩余的金瓜汤汁里，加入洋菇片、玉米粒炖煮约20分钟，倒入低脂鲜奶，继续熬煮20分钟，盛入金瓜盅内即可。

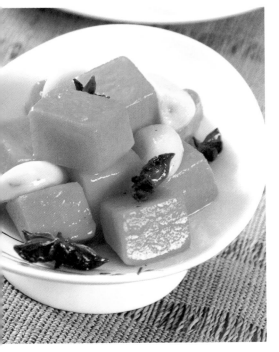

蒜瓣烹南瓜

材料：南瓜1000～1500克。
调料：大料、蒜、盐各适量。

做法：

1. 南瓜洗净，切成约3厘米见方的块，蒜去皮。

2. 净锅放入适量香油。

3. 用大火烧至七成熟，倒入南瓜块翻炒片刻。

4. 放入大料、蒜瓣及适量水，改用中火熬至南瓜熟软，加入少许盐即可。

香蕉——解除抑郁的"快乐水果"

药典精要

《本草求原》记载："香蕉止咳润肺解酒，清脾滑肠。"

饮食搭配

香蕉可清热解毒、生津润肠，配合藜芦食用，适用于痔疮出血、大便干结、肺燥咳嗽及发热者。

食疗功效

香蕉有镇静作用；可防止手足皲裂、润泽皮肤、预防中风和高血压；所含的膳食纤维能防治便秘；其中的色氨酸还具有安神、缓解抑郁的作用。

实用偏方

香蕉2根，连皮炖熟进食，适用于痔疮便后出血。

拔丝香蕉

材料：香蕉250克、鸡蛋1个（取蛋清）、熟白芝麻15克、桂花5克。
调料：植物油、干淀粉、白糖各适量。

做法：

1. 香蕉去皮，切段；用鸡蛋清、干淀粉调成厚糊，放入香蕉块，挂上厚糊。
2. 炒锅内倒植物油烧至八成热，将香蕉段分散放入油锅，并立即用勺子将粘在一起的香蕉滑开，用大火炸至金黄，倒入漏勺里沥油。
3. 锅留底油，放白糖，用勺子不停搅拌，炒至糖完全化成米黄色的糖浆，微有黏性，开始起丝时，放桂花，倒入炸好的香蕉段，翻炒均匀，抓起白芝麻边撒边翻身，使糖浆均匀地粘在香蕉上即可。

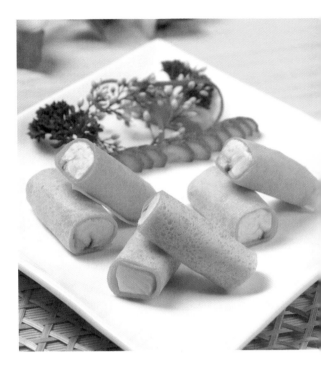

香蕉蟹棒

材料：香蕉2根，面粉、牛奶各适量，鸡蛋1个，蟹足棒4根。

调料：植物油适量。

做法：

1. 香蕉去皮，碾成糊状，加入面粉、鸡蛋、牛奶搅拌均匀。

2. 锅内倒油烧至七八成热，将调好的香蕉糊盛入锅中，烙成饼，至双面金黄，捞出放入盘中。

3. 将蟹足棒入沸水中焯烫至熟，捞出晾凉，用煎好的香蕉薄饼卷裹好即可。

香蕉蜜粥

材料：香蕉1根、鸡蛋1个、淀粉适量、大米100克。

调料：蜂蜜、植物油各适量。

做法：

1. 香蕉去皮，切条状；鸡蛋打入碗中，加淀粉搅成糊状；大米淘洗干净。

2. 锅中烧热植物油，将香蕉条拌入面糊中裹匀后，下油锅炸至金黄酥脆捞出。

3. 另取锅置火上，倒3杯清水烧沸，放入大米，大火煮沸，小火熬煮成粥，加入蜂蜜、香蕉酥即可。

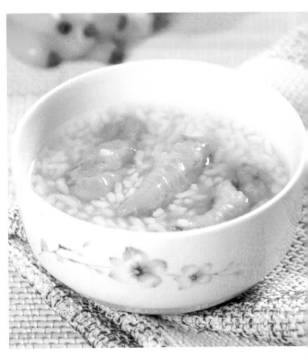

玉米——食物中的"营养黄金"

药典精要

①《医林纂要》记载："益肺宁心。"②《本草推陈》记载："为健胃剂，煎服亦有利尿之功。"

饮食搭配

①玉米与大豆、大米等配伍食用，可以提高其营养价值。②玉米与甜椒配伍炒食用，适用于脾胃虚弱或血脂异常者。

食疗功效

玉米健脾开胃、益肺心，含有丰富的膳食纤维，可刺激胃肠道蠕动，促进排泄和血液循环，降低胆固醇；还含有谷胱甘肽，具有抗氧化的作用，能延缓衰老、防癌抗癌。

什锦玉米

材料：嫩玉米250克，虾仁150克，番茄100克，香蕉80克，熟花生仁50克，大米30克，芹菜叶20克，红辣椒丁、青辣椒丁各15克。

调料：淡盐水、橄榄油、柠檬汁、盐、胡椒粉各适量。

做法：

1. 将玉米、大米分别洗净，用淡盐水蒸熟后冷却。

2. 番茄洗净，用沸水烫后剥皮，切丁；虾仁洗净，用沸水焯熟；香蕉剥皮，切片；芹菜叶洗净，切末。

3. 将玉米、大米、红椒丁、青椒丁、番茄丁、香蕉片、花生仁、虾仁、盐、胡椒粉放入盆内，浇上橄榄油、柠檬汁拌匀，撒上芹菜叶末即可。

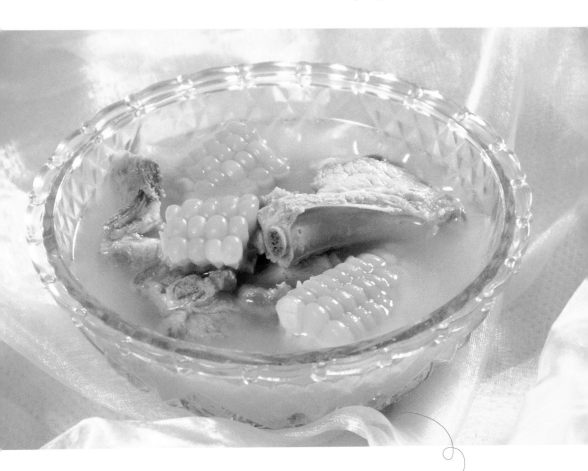

酒酿玉米

材料： 嫩玉米3根。

调料： 酒酿、白糖各适量。

做法：

1. 玉米洗净，切成2厘米宽的月牙块；酒酿中兑入少量清水，加入白糖调匀成酒酿汁。

2. 把切好的玉米装入盆中，倒入酒酿汁，用保鲜膜封严，入锅蒸熟，取出，晾凉后稍冰镇装盘即可。

排骨玉米汤

材料： 猪排骨500克、玉米3根。

调料： 盐、味精、香油各适量。

做法：

1. 将猪排骨洗净后焯烫去血水，再捞起洗净沥干备用。

2. 玉米去皮、须，洗净切段备用。

3. 锅置火上，放入排骨、玉米段煮沸，再改用中火煮10分钟。

4. 起锅前加入适量盐、味精、香油调味即可。

红薯——养胃消脂的"冠军蔬菜"

药典精要

《随息居饮食谱》记载："煮食补脾胃，益气力，御风寒，益颜色。"

饮食搭配

红薯配伍薏米煮粥，对湿疹、疱疹等慢性皮肤病患者有益。

食疗功效

红薯可保护人体器官黏膜、抑制胆固醇沉积、消除皮下脂肪沉积；富含膳食纤维，可促进胃肠道蠕动、预防便秘。

蜜烧红薯

材料：红心红薯500克、红枣100克、蜂蜜100毫升。
调料：植物油、冰糖各适量。

做法：
1. 将红薯洗净，去皮，切成鸽蛋形；红枣洗净，去核，切碎末，备用。
2. 锅置火上，倒油烧热，放入红薯炸熟，捞出，沥油备用。
3. 干锅置火上，加入少许清水，放入冰糖熬化，再放入过油的红薯，煮至汁黏，加入蜂蜜，撒入红枣末，搅匀后再煮5分钟即可。

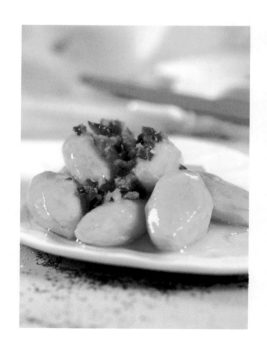

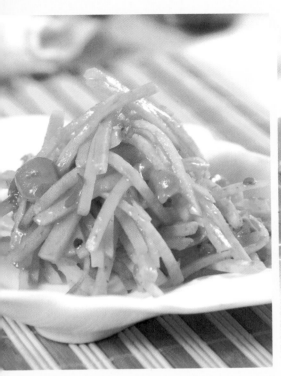

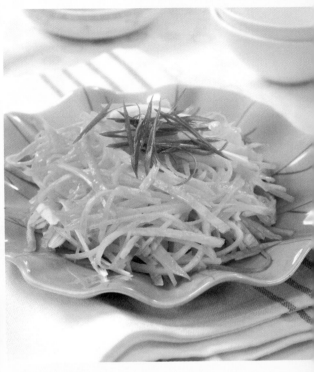

甜辣薯丝

材料：红薯250克。

调料：植物油、白糖、盐、郫县豆瓣酱、味精各适量。

做法：

1. 将红薯去皮洗净，切成细丝，用凉水浸泡后捞出，沥水备用。

2. 热锅热油，下入郫县豆瓣辣酱炒出红油，放入红薯丝翻炒，加盐、白糖炒匀，出锅前撒入味精调味即可。

醋炒红薯丝

材料：红薯300克。

调料：植物油、白醋、白糖、盐、葱丝各适量。

做法：

1. 红薯去皮，洗净，切细丝。

2. 锅置火上，加入适量植物油烧至八成热，放入红薯丝翻炒2分钟左右，淋入白醋，加入盐、白糖翻炒入味，撒葱丝即可。

橙子——老幼皆宜的疏肝理气果

药典精要

①《开宝本草》记载："不可多食，伤肝气。"②《本草纲目拾遗》记载："气虚瘰疬者勿食。"

食疗功效

橙子可调节血脂代谢；降低毛细血管脆性；通乳汁；抑制胃肠道平滑肌；缓解紧张情绪；对头痛、失眠也有缓解作用；还能预防胆囊疾病。

实用偏方

将橙子皮洗净晒干，当枕头芯使用，对失眠、头痛有疗效。

鲜橙水果泡菜

材料：新鲜橙子3000克，柠檬100克，青、红椒丝各适量。
调料：盐、白糖各适量。

做法：

1. 新鲜橙子洗净，沥干，将橙皮与橙肉分开，橙皮切成细丝，放入少许盐略腌渍后，挤去水分备用。

2. 柠檬洗净，切片置于干净瓷碗内，加入凉白开、盐，制成柠檬盐水备用；将橙肉掰成片与青、红椒丝一同码于菜坛内，每码一层均铺上一层橙皮、盐、白糖，至码完为止。

3. 注入步骤2中调好的盐水，至完全浸没橙肉为止，密封坛口静置于阴凉干燥处，约1～2天后即可取出食用。

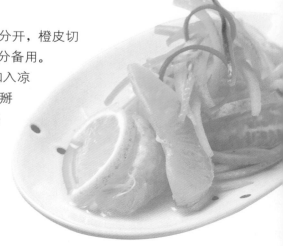

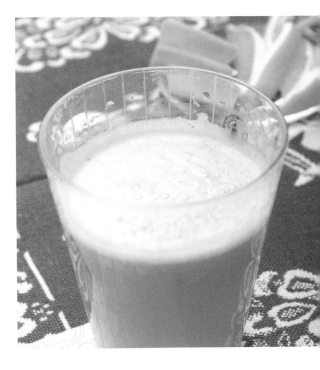

橙子胡萝卜汁

材料：鲜脐橙2个、胡萝卜3根、冰水100毫升。

调料：薄荷水5毫升。

做法：

1. 脐橙洗净去皮，切成四瓣；胡萝卜洗净、去皮后，切成小丁。

2. 将切好的橙子、胡萝卜丁与冰水一起放入榨汁机中榨汁。

3. 如果感觉果汁太甜，可在倒出后调入适量薄荷水。

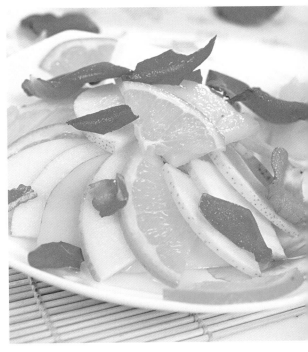

玫瑰水果锦

材料：苹果、雪花梨、白兰瓜、杨桃、橙子、青木瓜各1/4个，食用玫瑰花瓣适量。

调料：玫瑰露酒、白醋、盐、白糖各适量。

做法：

1. 所有水果洗净，切相同薄厚的片；玫瑰花瓣洗净，沥干水分。

2. 将玫瑰露酒、白醋、盐倒入碗中调匀，加入水果片浸泡30分钟，捞出沥干，均匀摆盘后撒上白糖与玫瑰花瓣即可。

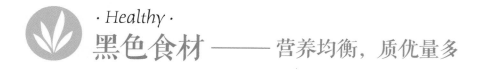

·Healthy·
黑色食材——营养均衡，质优量多

黑米——米中之王黑珍珠

饮食搭配

黑米与大米配伍，有开胃益中、暖脾明目的作用，尤其适用于须发早白、产后体虚者。

食疗功效

黑米能补充人体所需的蛋白质、锰、锌等多种物质，有抗衰老的功效；常吃黑米做成的食品，可以促进睡眠。

实用偏方

①跌打损伤、骨折者多吃黑米食品或将黑米捣烂外敷，可加快痊愈。②用黑米、黑豆、黑芝麻熬粥，有养发作用，能促进睡眠，缓解疲劳。

双黑粥

材料：黑芝麻100克、黑米200克、红糖适量。

做法：

1. 黑芝麻淘洗干净，沥干水分，用火炒熟后研碎成粉；黑米淘洗净后，用清水浸泡40分钟左右。

2. 沙锅置火上，加入适量清水，放入泡好的黑米，大火烧沸后，转小火熬煮成粥，关火撒上黑芝麻粉，加入红糖搅拌均匀，盛入碗中即可。

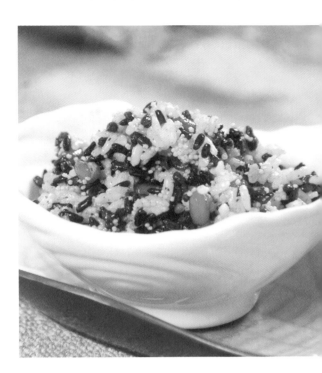

养生五米饭

材料： 大米50克，黑米、小米、红豆、香米各30克。

调料： 植物油、盐各适量。

做法：

1. 将红豆洗净，用温水浸泡2小时。

2. 大米、黑米、小米、香米洗净，入清水中浸泡1小时。

3. 饭锅中倒入适量清水，放入大米、黑米、小米、红豆、香米、少许植物油、盐，拌匀，蒸熟即可。

黑米人参鲤鱼汤

材料： 鲤鱼1条、黑米150克、参须15克、金丝小枣20克。

调料： 盐、料酒、姜片、葱段各适量。

做法：

1. 鲤鱼去鳞、鳃和内脏，洗净；黑米洗净，用清水浸泡半小时；参须和金丝小枣洗净。

2. 将黑米、参须和金丝小枣塞入鱼腹，用牙签封住鱼肚，放在大号漏勺上，入沸水锅中焯烫。

3. 鲤鱼放入汤碗中，倒入泡黑米的水，放入姜片、葱段、盐和料酒，上笼隔水小火蒸约1.5小时，食用前拣出葱段和姜片，抽出牙签即可。

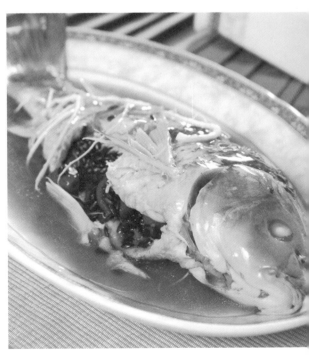

黑豆——清除体内自由基

药典精要

①《本草纲目》记载："黑豆入肾功多，故能治水、消胀、下气、治风热而活血解毒。"②《本草纲目拾遗》记载："服之能益精补髓，壮力润肌，发白后黑，久则转老为少，终其身无病。"

饮食搭配

黑豆与甘草配伍煎汁饮用，适用于各种食物或药物中毒者。

实用偏方

黑豆用水浸泡，捣碎成糊状，冲汤调服可解毒，外敷可散痈肿。

黑豆粥

材料：黑豆50克、大米30克。
调料：红糖适量。

做法：

1.黑豆洗净，用清水浸泡4个小时；大米淘洗干净。
2.锅置火上，倒入适量清水烧沸，放入黑豆先用大火煮沸，然后转小火煮，待黑豆煮至六成熟，加入大米，小火煮30分钟，加入红糖搅匀，待红糖化开即可。

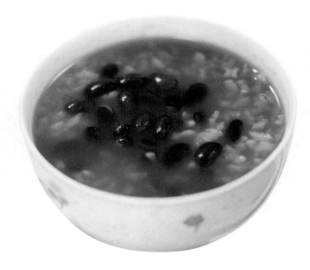

黑豆红枣鲤鱼煲

材料： 鲤鱼750克、黑豆100克、红枣20克、姜5克。

调料： 盐、味精、鸡汤各适量。

做法：

1. 鲤鱼宰杀，去鳞、鳃、内脏，用清水洗净，剁成大块，放入沸水锅中焯烫；黑豆、红枣分别洗净；姜洗净，切片。

2. 煲锅置火上，加入鸡汤，放入焯好的鱼块、姜片、黑豆、红枣用大火烧沸；将锅内表面浮沫撇去，盖好盖，用小火煲2小时，待熟烂后，放入盐、味精调味即可。

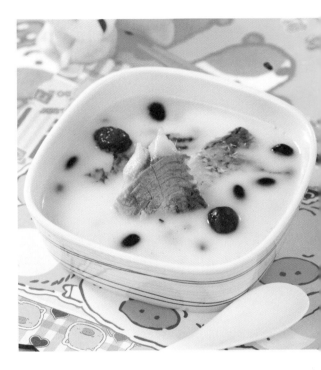

黑豆炖羊肉

材料： 羊肉400克、黑豆50克、枸杞子20克、山楂少许。

调料： 姜片、盐、料酒各适量。

做法：

1. 羊肉洗净，切块，放入清水锅中烧沸，捞出冲净；黑豆洗净，用水浸泡4小时；枸杞子洗净；山楂洗净，去核，切片。

2. 锅中放入羊肉块、姜片、黑豆、料酒、适量水，大火烧沸后，改用小火炖至八成熟，加入枸杞子、山楂片、盐炖至熟透即可。

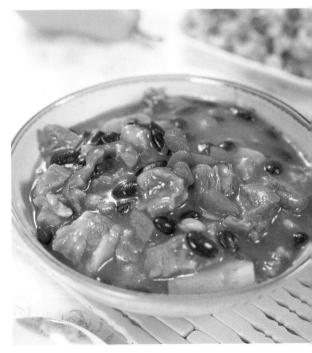

黑木耳——补血佳品，素中之王

药典精要

①《药性切用》记载："黑木耳润燥利肠，大便不实者忌。"②《神农本草经》记载："益气不饥，轻身强志。"

饮食搭配

①黑木耳与冰糖搭配炖化服用，适用于阴虚肺燥、干咳无痰或痰黏量少者。②黑木耳与红枣搭配，补血效果更明显。

食疗功效

黑木耳含铁量高，有益气补血、润肺镇静、凉血止血的功效。它含有人体所必需的蛋白质、维生素、矿物质等营养成分，可抑制血小板凝集，降低血液中胆固醇的含量，对冠心病、动脉硬化、心脑血管疾病等颇为有益，并有一定的抗癌和化解结石的作用。

拌双耳

材料：黑木耳20克、银耳15克。
调料：盐、鸡精、葱油、葱丝、红椒丝各适量。

做法：
1.黑木耳、银耳分别泡发，去蒂，洗净，切成丝。
2.将黑木耳、银耳放入沸水中煮熟，捞出，晾凉。
3.将盐、鸡精、葱油放入黑木耳丝、银耳丝一起拌匀，撒上葱丝、红椒丝即可。

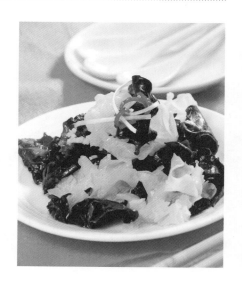

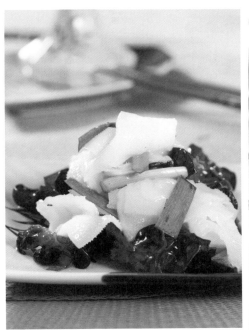

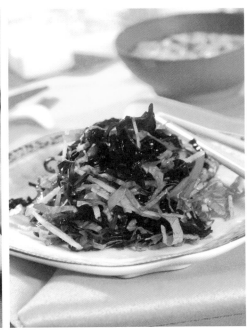

黑木耳炒百叶

材料：黑木耳250克、牛百叶150克、韭菜50克。

调料：植物油、盐、味精、料酒、姜片、葱段、水淀粉各适量。

做法：

1. 将黑木耳泡发后洗净，撕成小朵；韭菜择洗净，切段备用。

2. 牛百叶洗净，切条，把黑木耳和百叶用沸水焯一下，加料酒入味。

3. 锅置火上，放少许植物油烧至七成热时，加姜片、葱段炒香，下牛百叶、黑木耳、韭菜段，加盐大火煸炒3分钟，水淀粉勾薄芡，加味精调味即可。

三丝生菜

材料：生菜400克、水发黑木耳15克。

调料：干红辣椒、姜、盐、味精、醋、香油、白糖各适量。

做法：

1. 生菜择洗干净，切成长段，加入少许盐稍腌备用；干红辣椒去蒂、子，泡软，切丝；水发黑木耳洗净，切丝；姜去皮，洗净，切丝备用。

2. 将生菜挤去水分，加醋、白糖、盐、味精拌匀，装入盘内，放上干红辣椒丝、黑木耳丝、姜丝，淋入香油，拌匀即可。

黑芝麻——黑色的神秘滋补圣品

药典精要

①《抱朴子》记载："耐风湿，补衰老。"②《本草纲目》记载："胡麻取油，以白者为胜，服食以黑者为良。"

饮食搭配

①黑芝麻与带皮花生同食，适用于血小板减少者。②黑芝麻、桑叶各等份研细，糯米适量，煮粥食用，适合于肝肾不足、目疾、皮肤干涩者食用。③炒食燥热，平素热者食后易引起牙痛、口疮等症状，应慎用。

食疗功效

芝麻可改善血液循环、促进新陈代谢，还能除去血管壁上的胆固醇。

黑芝麻核桃汤

材料：黑芝麻、核桃仁各40克，甜杏仁10克。
调料：冰糖适量。

做法：

1. 将黑芝麻、核桃仁、甜杏仁均洗净，沥水。
2. 将黑芝麻、核桃仁、甜杏仁放入锅内，用小火炒至熟香变脆后研成细末。
3. 取芝麻核桃杏仁粉，加入适量冰糖，用沸水煮沸即可。

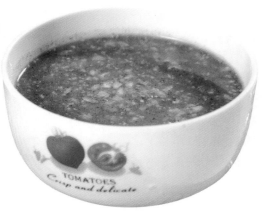

桑葚芝麻糕

材料：桑葚30克、黑芝麻60克、糯米粉200克、大米粉300克。

调料：白糖30克。

做法：

1. 黑芝麻放入锅内，用小火炒香。

2. 桑葚洗净后，放入锅内，加适量清水，用大火烧沸后，转用小火煮20分钟，去渣留汁。

3. 把糯米粉、大米粉、白糖放入盆内，加煮好的汁和适量清水，揉成面团，做成糕，在每块糕上撒上黑芝麻，上笼蒸20分钟即可。

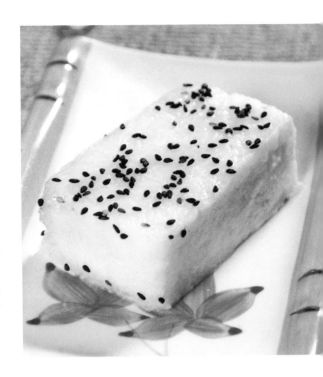

黑芝麻猪脚汤

材料：猪蹄1只、黑芝麻100克。

调料：盐适量。

做法：

1. 黑芝麻用水洗净，沥干，起干锅炒香后，研成粉末。

2. 猪蹄去毛洗净、切块，焯烫后，捞出备用。

3. 将约1000克水倒入煲中，水沸后将猪蹄放入，中火烧沸，小火继续炖1小时，熄火后，将盐和芝麻末倒入汤中搅匀即可。

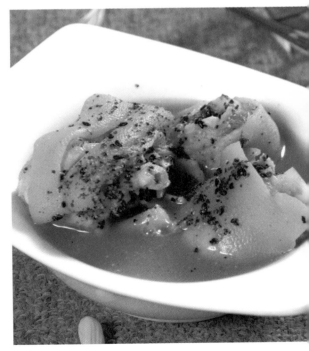

治病

，

第三章

食话食说，
吃饭就是能治病

中医讲"药食同源"。药与食物是同时起源的，许多食物即药物，它们之间并无绝对的分界线，只要我们善加利用、对症选材，就能达到一定的辅助治病功效。

感冒

中医认为，感冒是由于外感时令之邪，内有机体功能失调而导致的。所以，用食疗法治疗感冒应分析病因病机，进行辨证施食，可选用具有解表作用的食疗药膳方。

生姜粥

材料：姜10克、大米50克、红枣5颗。
调料：红糖适量。

做法：
1. 姜洗净，切成薄片或细粒；大米、红枣洗净。
2. 姜、大米、红枣加水同煮为粥，粥将成时放入红糖，稍煮一会儿即可。

糯米姜葱粥

材料：糯米50克、生姜5克、葱白5根。
调料：红糖15克。

做法：
1. 将糯米洗净，用清水浸泡1小时；葱白洗净，切段；生姜洗净，切片。
2. 将泡好的糯米与姜片一起入锅，加适量清水煮沸1分钟，再加葱白，煮成粥。
3. 粥成后加适量红糖搅匀，稍煮即可。

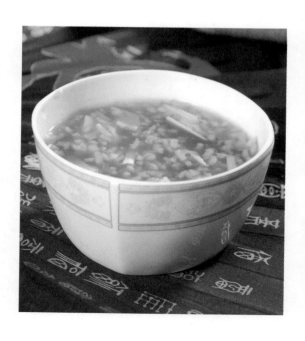

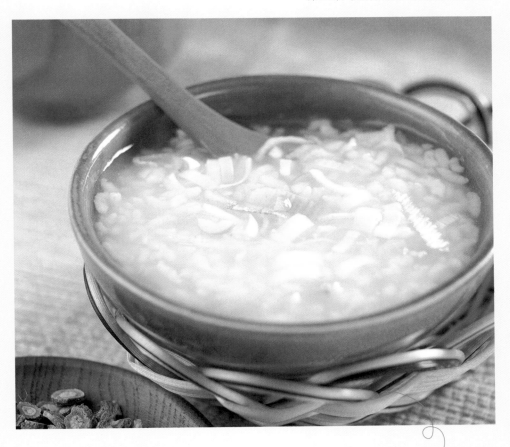

葱白鸡肉粥

材料：鸡肉30克、葱白2根、香菜2克、生姜5片、红枣5粒、大米50克。

调料：盐、鸡精各适量。

做法：

1. 葱白、香菜洗净，切碎；红枣去核；大米淘洗干净；生姜去皮，切碎；鸡肉洗净，切块。

2. 把鸡肉、大米、生姜、红枣放入沙锅，加适量水用大火煮沸，改小火煲1小时，加葱白、香菜煮沸，再加盐、鸡精调味即可。

防风粥

材料：防风10克、葱白2根、大米50克。

做法：

1. 防风、葱白洗净，加水煎取汁。

2. 大米加适量水煮成粥。

3. 待粥将成时兑入药汁，煮成稀粥即可。

养生笔记：风寒感冒时及时服用药粥，可起到驱邪而不伤正气的作用。风寒感冒常见于寒冷季节，症状有发热怕冷、头痛、周身疼痛、鼻塞流涕、喉部发痒、咳嗽、咳痰白而稀、舌苔薄白等。

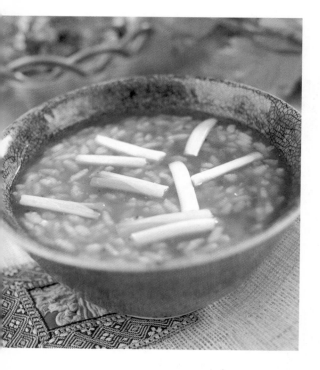

葱醋粥

材料：葱白10根、大米30～50克、香米醋5～10毫升。

做法：

1. 取连根葱白洗净后，切成小段。
2. 把米淘洗后，放入锅内，加水煮沸，然后加入葱段，煮成稀粥。
3. 粥将熟时，加入香米醋，稍搅即可。

养生笔记：此粥发汗解毒。葱具有健胃止痛、解表发汗、祛痰利尿等作用，有较强的杀菌作用，对预防呼吸道传染病有良效。

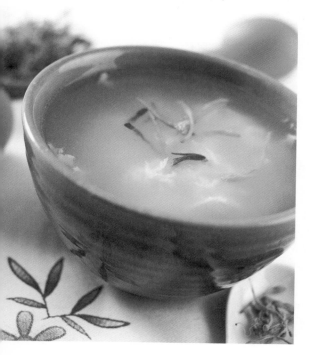

金银花冲鸡蛋

材料：鲜鸡蛋1个、金银花12克。

做法：

1. 鲜鸡蛋打入碗内，搅匀。
2. 金银花加适量水，煮沸2分钟，取其汁冲蛋，搅匀即可。

养生笔记：金银花甘寒，有清热解毒之功效。适合春季风热感冒者食用。

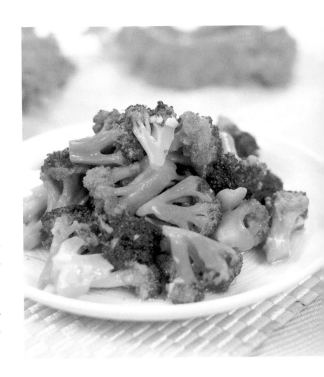

蒜蓉西蓝花

材料： 西蓝花250克、蒜蓉15克。
调料： 植物油、盐各适量。

做法：

1. 西蓝花洗净，切成小朵，沥干。
2. 炒锅倒植物油烧热，加入蒜蓉爆香，加入西蓝花略炒，加盐，再加少许水，烧至变软即可。

　　养生笔记： 西蓝花富含维生素C，除了有助预防感冒及坏血病外，还可帮助身体吸收钙质，使骨骼、牙齿更强健。

预防感冒茶

材料： 板蓝根、大青叶各50克，野菊花、金银花各30克。

做法：

1. 锅洗净，加适量清水煮沸。
2. 将板蓝根、大青叶、野菊花、金银花一同放入大茶杯中，用刚烧沸的沸水冲泡，稍闷片刻后饮用。

　　养生笔记： 本品清热解毒，除用于防治流感外，对于流行性脑炎、流行性肝炎及流行性呼吸道感染（尤其是病毒性呼吸道感染）都有较好的防治作用。

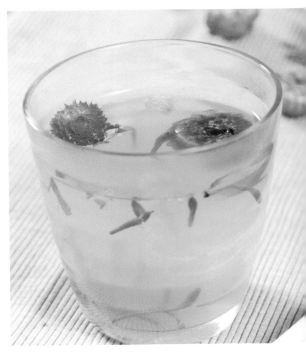

咳嗽

咳嗽是呼吸系统疾病的主要症状之一，中医将咳嗽分为风寒咳嗽、风热咳嗽、气虚咳嗽、阴虚咳嗽、痰湿咳嗽等证型。因此，咳嗽患者在采取对症治疗的同时，若能选择相应的药膳进行辅助治疗，可提高原发病症的治疗效果。

杏苏糕

材料：面粉250克、杏仁12克、新鲜苏子叶2片。
调料：红糖、发酵粉各适量。

做法：

1. 将面粉加水、发酵粉揉成面团，静置发酵。
2. 杏仁用水泡去皮，研压成粉，与适量红糖拌匀，撒于面团上。
3. 将新鲜苏子叶洗净，覆盖在面团上，把面团置于锅内蒸，待熟后切块即可。

姜蜜膏

材料：生姜汁、蜂蜜各200毫升。

做法：

将生姜汁、蜂蜜同置锅中煎煮，至稠黏如膏时停火，冷却后装瓶，随时取出冲化即可。

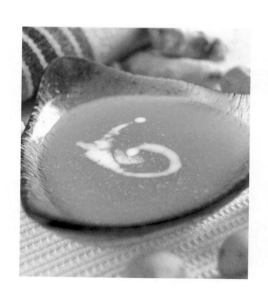

养生笔记：生姜可用于治疗风寒或寒痰咳嗽、感冒风寒、恶风发热、鼻塞头痛等症，需要注意的是，阴虚、内有实热或痔疮患者忌用。

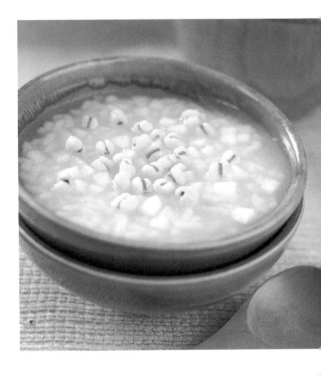

苏子茯苓薏米粥

材料：苏子6克、薏米30克、茯苓粉12克。

做法：
苏子用纱布包裹，与薏米、茯苓粉共放锅内，加适量清水煮粥，粥成时去除苏子。

*养生笔记：*服用苏子茯苓薏米粥可以减少多痰的困扰，改善症状，使病情得以缓解。本品能祛肺痰，同时还有补肺健脾的作用。

鲜地粥

材料：鲜生地黄50克（或干品10克）、大米20克。

做法：
将生地黄洗净后放入锅内，加入适量清水煎煮1小时，捞去药渣后，再加入淘净的大米，煮烂成粥即可。

*养生笔记：*本品能滋阴润肺。多喝粥有益健康，例如各种肉粥、菜粥、蛋粥、奶粥、豆粥、米粥等。这些粥营养丰富，易于吸收，既能养生又有美容的功效，尤其适合于儿童和老年人食用。

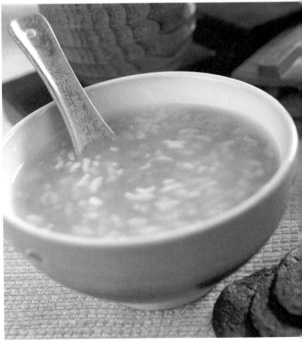

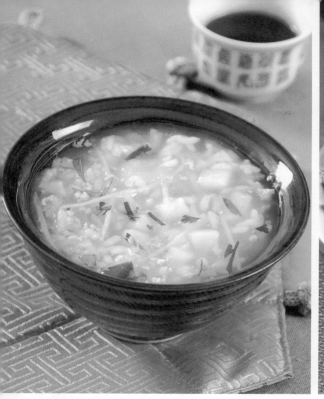
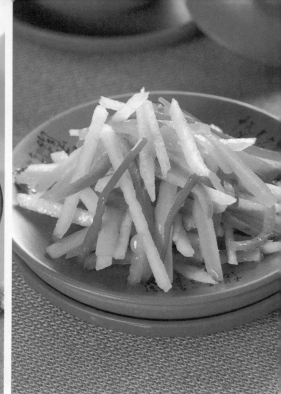

山药雪梨粥

材料：干山药片30克，猪肉、雪梨、糯米各50克。

调料：盐、姜丝、香菜、冰糖各适量。

做法：

1. 糯米洗净泡水1小时；猪肉切末；雪梨洗净，挖去梨核，切块。

2. 锅内放入米和水，用大火煮沸后，加入山药片，改小火慢煮至稠，加入肉末和雪梨、冰糖一起煮。

3. 起锅前加入盐调味，撒上姜丝、香菜即可。

养生笔记：**本品有健脾补肺、益胃补肾、固肾益精、助五脏、强筋骨的功效。**

梨子凉拌苦瓜

材料：苦瓜1根，雪花梨、红椒、青椒各1个。

调料：白糖、盐、白醋各适量。

做法：

1. 苦瓜剖开，去瓤、子，洗净，切成细丝；梨去皮、子，切成细丝；红椒、青椒去蒂、子，洗净，切成丝。

2. 锅内加水烧沸，放入少许盐，水沸后放入苦瓜丝焯熟，捞出放入凉开水中浸一下。

3. 将苦瓜丝、梨丝、红椒丝和青椒丝放在碗内，加入盐、白糖、白醋，拌匀后即可。

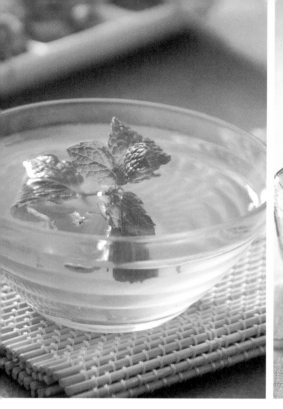
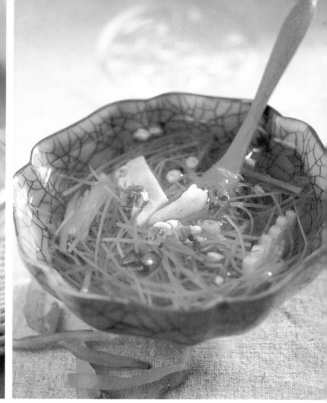

银花薄荷饮

材料：金银花30克、薄荷10克、鲜芦根60克。

调料：白糖适量。

做法：

1. 将芦根洗净，切成小段备用。

2. 将金银花、鲜芦根加水500毫升，放锅内煮15分钟，再放入薄荷煮沸3分钟，最后加适量白糖即可。

养生笔记：金银花性寒，味甘，入肺、心、胃经，具有清热解毒、抗炎、补虚疗风的功效。

天门冬萝卜汤

材料：天门冬15克、萝卜300克、火腿150克。

调料：葱花5克，盐3克，味精、胡椒粉各1克，鸡汤500毫升。

做法：

1. 将天门冬切成2~3毫米厚的片，加2杯水，以中火煎至1杯量时，用纱布过滤，留汁备用。

2. 火腿切成长条形薄片；萝卜切丝；锅内放鸡汤，将火腿肉片先下锅煮沸后放入萝卜丝，并加入煎好的天门冬药汁，盖锅煮沸，加盐调味，再略煮片刻，食用前加葱花、胡椒粉、味精调味即可。

哮喘

哮喘是一种常见的气道慢性炎症性疾病。中医认为，哮喘多为痰内伏于肺，复加外感、饮食、情志、劳倦等引动伏痰，阻滞气道，肺气上逆所致，除对因对症治疗外，还应合理选用药膳。

百果蜜糕

材料：糯米粉1500克，白糖600克，核桃仁、松子仁、瓜子仁各25克，蜜枣5颗。

做法：

1. 将蜜枣去核，同核桃仁一起切成碎粒，加糯米粉、白糖、松子仁、瓜子仁和300毫升水，和成粉团。

2. 笼内垫上纱布，再放上粉团，入沸水锅内用大火蒸10分钟，待蒸汽冒出、糕粉由白色转呈玉色时取出，倒在砧板上，用干净湿布盖住，趁热用双手揉和至光滑，搓成条，冷却后，切成薄片即可。

竹笋鱼头汤

材料：鲜竹笋、草鱼头、猪大骨各100克。
调料：盐、味精各适量。

做法：

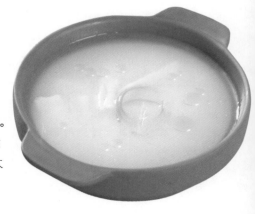

1. 将草鱼头、猪大骨洗净，其中草鱼头去鳃。

2. 洗净的草鱼头、猪大骨放入沙锅加适量水，煮1小时。撇去浮沫，滤除鱼头、猪大骨，留汤备用。

3. 先将鲜竹笋剥皮洗净，切成薄片。

4. 然后将鲜竹笋入锅加刚煮好的高汤煮沸后，用中火继续煮半小时，加入盐、味精即可。

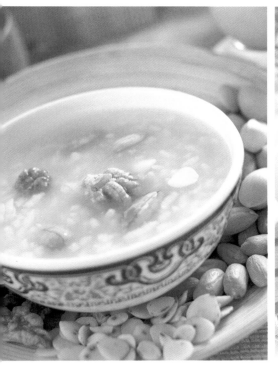

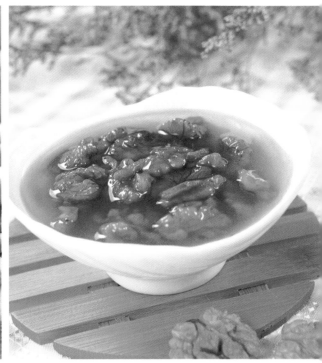

四仁鸡子粥

材料：鸡蛋1个，白果仁、甜杏仁各30克，核桃仁、花生仁各60克，大米100克。

做法：

1. 将核桃仁、白果仁、花生仁、甜杏仁分别泡洗干净，用清水浸泡2小时，沥去水分；大米淘洗干净备用。

2. 鸡蛋磕入碗中，搅打均匀备用。

3. 锅中加入适量水煮沸，放入大米、白果仁、花生仁、甜杏仁、核桃仁，煮制成粥，淋入鸡蛋液稍煮，起锅即可。

水晶核桃仁

材料：核桃仁、柿饼霜各500克，枸杞子适量。

做法：

将核桃仁放在碗中，置笼屉上蒸熟，冷却后，同柿饼霜一起装入瓷罐内，再蒸至融合为一，用枸杞子装饰，晾凉即可。

养生笔记：柿饼霜含有丰富的维生素和葡萄糖，有清热、止咳的作用；核桃仁能补肾助阳、补肺敛肺、润肠通便，故本品可用于肺肾两虚型喘咳。

113

贫血

贫血中较常见的是缺铁性贫血和再生障碍性贫血。缺铁性贫血的食疗当以选用具有补血益髓之功的食物为基本原则；再生障碍性贫血的食疗当以选用具有补益气血，阴阳之功的食物为基本原则。

黄精炖猪瘦肉

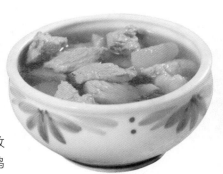

材料：黄精50克、猪瘦肉200克。
调料：葱段、姜片、料酒、盐、鸡精各适量。

做法：

1. 将黄精、猪瘦肉洗净，分别切成小块。
2. 将黄精和猪瘦肉放入沙锅内，加适量水，放入葱段、姜片、料酒炖3小时至熟，加盐、鸡精调味即可。

猪皮红枣羹

材料：猪皮500克、红枣250克。
调料：冰糖适量。

做法：

1. 先将猪皮去毛，清洗干净，切成小块备用。
2. 然后把红枣洗净去核备用。
3. 将切好的猪皮块与红枣置于铁锅中，放入适量冰糖和清水，大火烧沸后用小火炖成稠羹即可食用。

　　养生笔记：红枣既补中益气，又能补血。冰糖和胃润肺、止咳化痰、补中益气，又能养阴止汗。诸药合用，具有补血美容的功效。

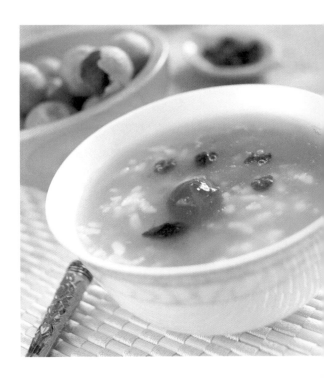

桂圆桑葚粥

材料： 桂圆肉15克、桑葚30克、糯米100克。

调料： 蜂蜜适量。

做法：

将桂圆肉、桑葚、糯米一同入锅，加适量清水煮粥，粥成时调入蜂蜜即可。

养生笔记： 桑葚有补肝益肾、滋阴养血、黑发明目、祛斑延年的功效，还能抑制有害物质的生成，增强抗寒、耐劳能力，延缓细胞衰老，防止血管硬化。

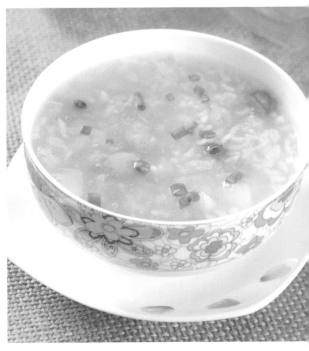

牛蹄筋粥

材料： 牛蹄筋、花生仁各50克，糯米50～100克，葱花适量。

做法：

1. 将牛蹄筋及糯米清洗干净，再把牛蹄筋切成小块备用。

2. 将切好的牛蹄筋与糯米、花生仁一并放入沙锅内，加入水适量，熬开后再小火煮15分钟。

3. 待煮至蹄筋及花生熟烂，米开汤稠后放入适量葱花即可盛出食用。

便秘

肠道传导功能失常，使一些食物残渣和代谢秽物不能及时排出体外，滞留于肠道内，对人体的健康极其不利。从医学观点来看，谨防便秘是维系健康与长寿的主要环节。保持大便畅通，最基本的办法是养成定时大便的习惯，同时保持精神舒畅，并可辅以药膳。

蕨菜木耳肉片

材料：蕨菜15克、干黑木耳6克、猪瘦肉100克。

调料：盐、酱油、醋、白糖、泡姜、泡辣椒、水淀粉、植物油各适量。

做法：

1. 将新鲜的蕨菜用水浸泡，漂洗干净切成小段。

2. 把干黑木耳用水泡发，撕成小朵备用。

3. 将猪肉清洗干净并切成小片，然后用水淀粉拌匀，在锅中放油烧热后放入肉片，炒至变色，放入准备好的蕨菜段、黑木耳及盐、酱油、醋、白糖、泡姜、泡辣椒，翻炒均匀即可。

黄豆糙米南瓜粥

材料：黄豆50克、糙米100克、南瓜120克。

调料：盐适量。

做法：

1. 将黄豆洗净并泡水3～4小时，糙米洗净泡水约1小时备用。

2. 将南瓜清洗干净，去皮切成小块备用。

3. 在锅中加入黄豆和6杯水，用中火煮至黄豆酥软。

4. 然后加入糙米及切好的南瓜，改用大火煮沸，再改小火慢慢煮至豆酥瓜香加盐调味即可。

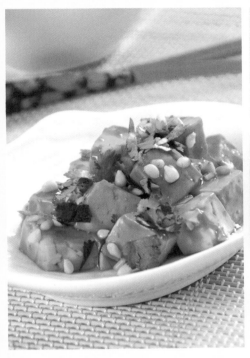
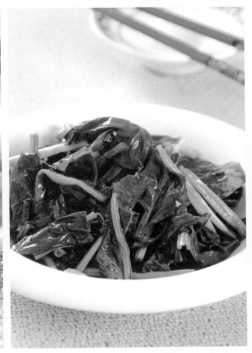

松子豆腐

材料：豆腐500克、松子仁50克。

调料：葱段、姜片、料酒、盐、白糖、味精、鸡汤、香菜末、植物油各适量。

做法：

1. 豆腐切成2厘米宽的丁，放入沸水中煮至浮起，沥水，备用。

2. 热油煸香葱段、姜片，放入25克白糖，小火炒成枣红色，烹入料酒，加鸡汤、松子仁、盐、白糖45克，然后放入豆腐丁、味精，用小火炖制。

3. 边炖边在豆腐上扎眼，使汤汁渗入豆腐丁；待汤收干，豆腐涨起后，迅速盛入盘内，撒上香菜末即可食用。

姜汁菠菜

材料：菠菜250克、生姜25克。

调料：盐、香油、味精、醋、花椒油各适量。

做法：

1. 将菠菜去须根，留红头，清洗干净后切成小段备用。

2. 菠菜入沸水锅内略焯后捞出，沥水，装盘抖散，晾凉备用。

3. 用榨汁机把生姜榨成姜汁，在菠菜中加入姜汁及盐、香油、味精、醋、花椒油，调拌入味即可食用。

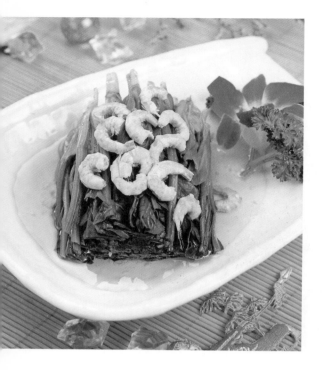

金钩红嘴玉

材料：菠菜300克、海米25克。

调料：植物油、盐、味精、料酒、香油各适量。

做法：

1. 菠菜洗净，对切成两段；海米用温水泡洗净。

2. 锅内放植物油烧热，放入海米略炒，盛出。

3. 放入菠菜翻炒，加入盐、味精、料酒调味，再加入海米合炒，淋入香油即可。

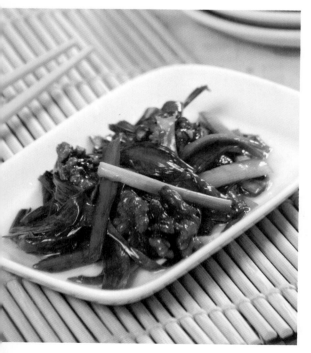

核桃仁炒韭菜

材料：韭菜150克、核桃仁50克。

调料：植物油、盐、香油各适量。

做法：

1. 韭菜择洗干净，切段。

2. 锅置火上，放植物油烧至三成热，放入核桃仁炸至表面焦黄，再放入韭菜段翻炒至熟，加盐和香油调味即可。

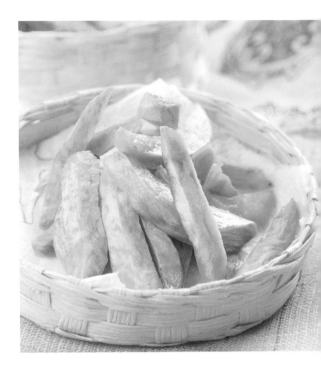

地瓜干

材料：地瓜500克。

调料：黄油适量。

做法：

1. 将地瓜洗净，去皮。

2. 将地瓜切成拇指粗细的长条。

3. 取一平盘，将地瓜条单层摆入盘中，入微波炉，用高火加热3分钟。

4. 取出，逐个翻动，抹一层黄油，高火继续加热2分钟，取出即可。

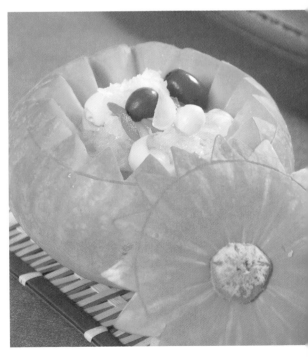

百合南瓜盅

材料：南瓜1个，百合30克，金丝小枣、莲子各10克，银耳、枸杞子各5克。

调料：冰糖适量。

做法：

1. 南瓜切去顶部，瓜瓤掏空，洗净；银耳、枸杞子用清水泡发备用。

2. 莲子去心，金丝小枣去核，与百合、银耳、枸杞子一起洗净后放入南瓜盅，加适量冰糖后盖上盖子。

3. 把南瓜盅放入笼屉中，大火蒸15分钟后，转小火蒸约30分钟即可。

泄泻主要由病毒、细菌、药物作用、肠过敏、全身性疾病等造成胃肠分泌、消化、吸收和运动等功能紊乱所致，也可因暴饮暴食、冷热不调、消化不良引起。中医认为，急性腹泻可因感受寒湿或湿热之邪而发，慢性腹泻可因脾胃虚弱、肾阳虚衰而发。

鱼腥草山楂粥

材料：鱼腥草60克、山楂6克、大米100克。

做法：

1. 将鱼腥草去除杂质，用清水清洗干净，切成小段备用。
2. 将山楂清洗干净，去核；大米洗干净备用。
3. 取干净锅一个，将鱼腥草、山楂入锅内，加适量水煎成汤剂煮成粥。
4. 然后以汤代水，把大米熬熟即可。

大蒜粥

材料：紫皮大蒜30克、大米100克。

做法：

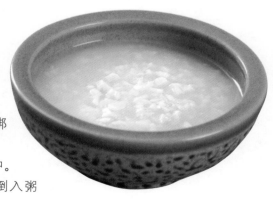

1. 大蒜去皮，拍扁后切成颗粒。
2. 将大米放入清水中淘两次，去其沙泥。
3. 将蒜粒用纱布包好，再用绳子绑好，放沸水中煮1分钟后捞出。
4. 然后将淘过的大米，放入煮蒜水中。
5. 熬制40分钟煮成稀粥，再将蒜倒入粥中，稍煮即可。

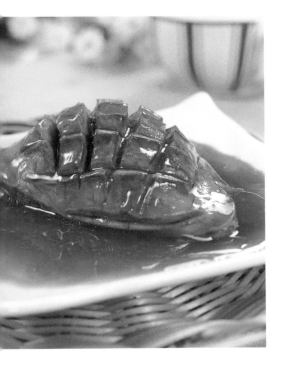

猪肾羹

材料：猪腰1对、补骨脂10克。
调料：盐、鸡精各适量。

做法：

1.将猪腰洗净，去筋膜、臊腺，切成块，在表面划割细花。

2.猪腰与补骨脂同入沙锅内，加水1000毫升煎煮1小时，加盐、鸡精调味即可。

养生笔记：猪腰味甘、咸，性平，有补肾强腰、益气的作用；补骨脂补肾助阳、纳气平喘、温脾止泻，主治肾阳不足、腰膝冷痛、尿频、泄泻。两者合用，补益效果更佳。

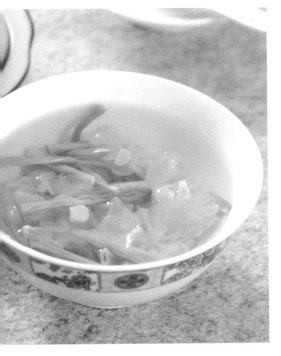

金针冰糖饮

材料：黄花菜30克、玉米粒20克、银耳5克。
调料：冰糖10克。

做法：

1.将黄花菜洗净，切成段，放入碗中备用。

2.玉米粒清洗干净，拣掉玉米须。

3.银耳用沸水泡开，去其根并掰成小瓣，洗净后放入瓷碗中备用。

4.锅内放入适量清水，大火煮沸后放入玉米粒、银耳煮10分钟，待玉米煮出香味时放入黄花菜及冰糖。

5.煮10分钟左右，菜熟糖化即可。

自汗、盗汗

中医认为，自汗、盗汗是阴阳失调、腠理不固而致汗液外泄的病症。凡不受外界环境的影响，表现为白天不活动无故出汗、动则汗出更多者，称为自汗，多由气虚引起；夜间入睡后自觉汗出，醒后汗自止者，称为盗汗，多由阴虚内热引起。

素炒豆腐皮

材料：豆腐皮200克、胡萝卜30克。

调料：香菜、生姜、葱各10克，盐、味精各3克，水淀粉2克，香油2毫升，生抽、黄酒各5毫升，植物油15毫升。

做法：

1. 豆腐皮和胡萝卜切丝，香菜切段，生姜切丝，葱切段备用。
2. 锅内加水烧沸，放入豆腐皮，稍煮片刻，捞起。
3. 炒锅下油，烧热，加入姜丝爆香。
4. 放入豆腐皮、胡萝卜丝，淋入黄酒，调入盐、味精、生抽爆炒至干香。
5. 用水淀粉勾芡，再放入香菜炒匀，下香油、葱段即可。

枸杞山药

材料：山药300克、枸杞子15克。

调料：盐、白糖、橄榄油各适量。

做法：

1. 山药去皮，洗净，放碗中浸泡一下，捞出，沥干；枸杞子洗净。
2. 山药放沸水中煮熟，捞出，用凉开水冲凉，沥干，切成片；枸杞子放沸水中焯一下，捞出。
3. 将山药片、枸杞子盛盘，加入盐、白糖、橄榄油调味即可。

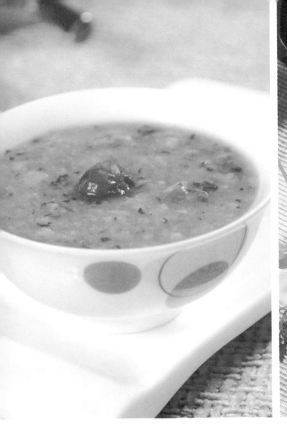

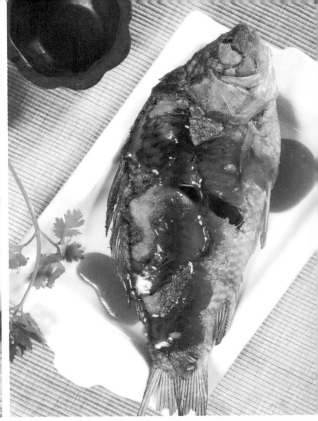

银耳红枣山药糊

材料：鲜银耳15克，红枣、新鲜山药各20克。

调料：白糖适量。

做法：

1. 银耳用温水泡发，洗净，撕成小朵。
2. 红枣洗净，用清水浸泡1小时。
3. 山药去皮，洗净，切丁。
4. 将银耳、红枣、山药放入锅中，加适量水，用大火煮沸后，转小火煮成糊状，加适量白糖调味即可。

养生笔记：本品能补中益气，健脾止汗，常食可增强机体免疫力。

红烧猪肉鲫鱼

材料：新鲜鲫鱼1条（约250克），四季豆、山药各20克，猪五花肉200克。

调料：葱、姜、料酒、白糖、酱油、盐、植物油各适量。

做法：

1. 将鲫鱼宰杀，去鳃、内脏，洗净备用。
2. 四季豆去筋，洗净，剁碎；山药去皮，洗净，剁碎；猪肉洗净，与葱、姜一起剁碎。
3. 将四季豆末、山药末、猪肉末混合后拌匀，纳入鱼腹内。
4. 锅内放油，放入白糖用小火烧至溶化，再放入鲫鱼两面稍煎，加适量酱油、料酒、盐烧片刻后加适量沸水，继续烧至材料熟即可。

失眠

神经衰弱主要表现为失眠、多梦，大多起病缓慢，病情发展后逐渐转为抑制占优势，出现疲劳、全身无力、精神不振、记忆力减退、注意力不集中、思维迟钝、精力不足、性功能减退等。防治神经衰弱时要注意减轻心理压力，适当运动，并辅以有效的食疗。

天麻炖猪脑

材料：天麻10克、鲜猪脑1副。

做法：

1. 天麻、猪脑洗净，放大碗中。
2. 加适量清水，隔水蒸熟服用。

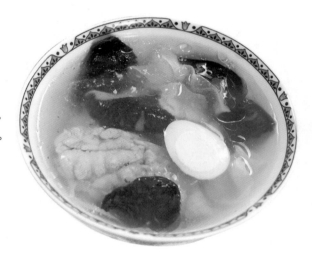

八宝酿梨

材料：糯米饭250克，香水梨6个，糖莲子50克，冬瓜25克，瓜子仁10克，蜜枣2颗，红丝、绿丝各3克，金橘饼5克。

调料：熟植物油50克、白糖210克、水淀粉3克。

做法：

1. 将莲子、冬瓜、蜜枣、红丝、绿丝、金橘饼均切成碎粒，与瓜子仁一起放入糯米饭内，加入植物油、200克白糖拌匀。
2. 生梨顶盖连梨把切下，去皮、心子掏空，放入拌好的糯米饭，盖上梨盖，上笼蒸熟后取出，装入圆盘内。
3. 然后将清水下锅，加入白糖10克，烧沸后，用水淀粉勾芡，浇在梨上即可。

红枣桂圆炖鹌鹑

材料：鹌鹑2只、桂圆肉40克、红枣10颗。

调料：姜2片，陈皮1片，料酒、盐各适量。

做法：

1. 鹌鹑宰杀，洗净，对半切开；红枣去核，与桂圆肉一同洗净。

2. 沙锅中倒入800毫升水，煮沸后加入鹌鹑肉、红枣、桂圆肉、料酒、姜、陈皮，稍煮后移入蒸锅中蒸1.5小时，加盐调味即可。

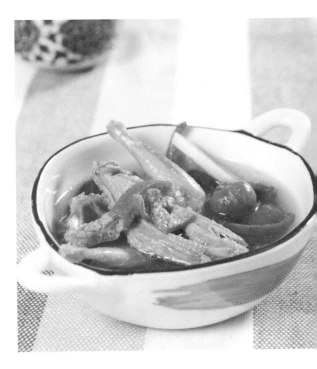

酸枣仁老鸡汤

材料：酸枣仁20克、桂圆肉30克、红枣10颗、老鸡1只。

调料：盐5克。

做法：

1. 将酸枣仁、桂圆肉洗净。

2. 老鸡处理干净，切大块，放入锅中，用沸水焯熟。

3. 将2000毫升清水放入瓦煲内，煮沸后加入酸枣仁、桂圆肉、红枣、老鸡，大火煲沸后，改用小火煲3小时，加盐调味即可。

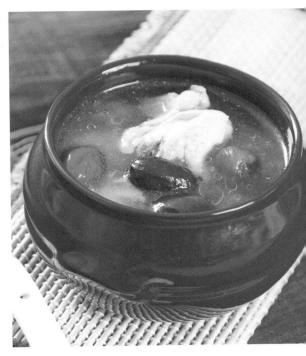

胃病

胃脘痛以上腹部疼痛为主症，常伴有痞闷、恶心呕吐、食欲不振、反酸等症状，多因胃气郁滞、湿邪中阻、瘀血停滞、胃阴亏耗而发病。胃脘痛常见于消化性溃疡、急慢性胃炎、胃神经官能症、胃下垂、胃痉挛等疾病。

丁香姜糖

材料：红糖250克、生姜末30克、丁香粉5克、植物油少许。

做法：

1. 红糖放在锅中，加少许水，以小火煎熬至较稠厚时加入生姜末、丁香粉调匀，再继续煎熬至用铲挑起呈丝状而不粘手时，停火。
2. 将糖倒在表面涂过植物油的大搪瓷盘中，待稍冷，分割成约50块即可。

参芪清蒸羊肉

材料：熟羊肋条肉500克，水发香菇1朵，水发玉兰片3片，党参、黄芪各15克。
调料：葱段、姜片、花椒、盐、鸡精、胡椒粉、高汤、鸡汤各适量。

做法：

1. 将党参、黄芪放入沙锅中，用清水煮两次，煮至药液剩30毫升，去渣取汁用；羊肉洗净，切成片；水发香菇、水发玉兰片洗净。
2. 取一碗，依次将玉兰片、香菇、羊肉整齐地码在上面，加入葱段、姜片、花椒、盐、鸡精、胡椒粉、鸡汤、参芪汁，用盘扣住，置大火上蒸30分钟取出。
3. 揭去盘子，将余汁倒入锅内，加入高汤，撇去浮沫，浇在羊肉上即可。

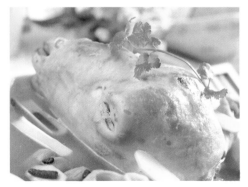

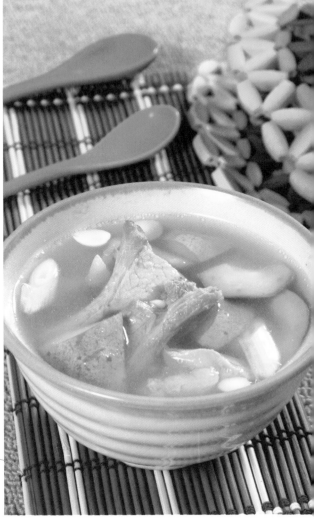

荜拨头蹄

材料：羊头1个，羊蹄4只，荜拨、干姜各30克。

调料：胡椒10克，葱白50克，豆豉、盐各适量。

做法：

1. 羊头、羊蹄洗净，去毛。

2. 羊头、羊蹄放锅中，加适量水，炖至五成熟。

3. 加入荜拨、干姜、胡椒、葱白、豆豉、盐，小火煨炖至熟烂即可。

佛手排骨汤

材料：猪肋排、佛手瓜各300克，杏仁20克。

调料：姜片、葱段、料酒、盐各适量。

做法：

1. 猪肋排洗净，顺骨缝切成单根，斩成3厘米长的段，入沸水中焯片刻，用温水冲去血沫；佛手瓜洗净，切成块；杏仁用温水泡软备用。

2. 锅内倒入适量清水，放入焯好的猪肋排段、杏仁、姜片、葱段、料酒，用大火烧沸后转小火煲1小时，再放入佛手瓜块，用大火烧沸后转小火煲30分钟，加盐调味即可。

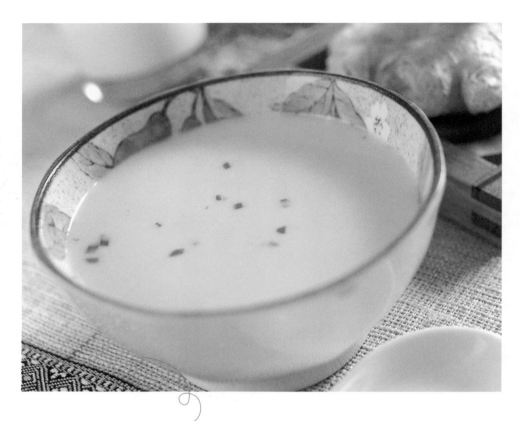

姜韭牛奶羹

材料：韭菜250克、生姜25克、鲜牛奶250毫升（或奶粉2汤匙）。

做法：

1.韭菜、生姜洗净，切碎，捣烂，以洁净纱布绞取姜汁，放入锅内。

2.姜汁中再加牛奶或奶粉，加适量水，加热煮沸即可。

六味牛肉脯

材料：胡椒、荜拨各15克，陈皮、草果、砂仁、良姜各6克，牛肉2500克。

调料：生姜100克、葱50克、盐10克。

做法：

1.将牛肉洗净，放入沸水锅中煮至变色后捞出沥水，晾凉后切成大块。

2.生姜切碎，用纱布绞取姜汁；葱洗净，剁碎，加少许温水浸泡成葱汁。

3.将胡椒、荜拨、陈皮、草果、砂仁、良姜一起碾成末，与生姜汁、葱汁一起拌匀，加盐调成药糊。

4.切好的牛肉与调好的药糊拌匀，码入坛内，密封腌渍2日取出，入烤箱中烤熟即可。

牛肚补胃汤

材料：牛肚1000克、鲜荷叶2张。

调料：生姜10克，胡椒粉2克，黄酒10克，盐10克，茴香、桂皮、醋各适量。

做法：

1. 牛肚先用水冲洗，用盐与醋半碗，反复搓洗牛肚，再用凉水反复洗净。

2. 取干净的沙锅一个，然后将鲜荷叶垫于沙锅底，放入牛肚，加水浸没，先用大火烧沸后再用小火炖半小时，取出后切小块，再放入沙锅。

3. 向沙锅内加入黄酒、桂皮、茴香适量，小火煨2小时，加入盐、姜、胡椒粉适量，继续煨2~3小时即可。

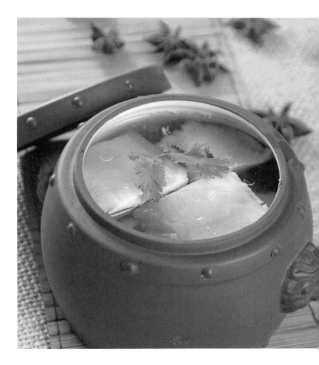

鳝鱼薏米汤

材料：鳝鱼1条、薏米60克。

调料：姜片、葱末、盐、味精、料酒各适量。

做法：

1. 将新鲜的鳝鱼宰杀，去内脏，用刀切成碎片备用。

2. 取干净的沙锅一个，将准备好的新鲜鳝鱼片与薏米放入沙锅内共同煎煮，煮20分钟左右。

3. 待鳝鱼片和薏米煮至软烂时，加入料酒、姜片、葱末、盐、味精适量调味，出锅即可。

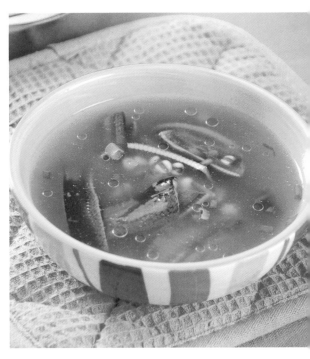

痔疮

　　痔疮的形成，多由臀部淤血所致，病因包括久站、久坐、便秘、积劳等。痔疮分内痔、外痔，其成因是一样的。内痔的主要症状是大便出血，但肛门不痛；外痔指在排便时脱出肛门外，会发痒。科学的药膳调理能缓解痔疮的症状。

槐花蜂蜜龟苓膏

材料：槐花50克、蜂蜜300毫升、龟苓膏粉1包。

做法：

1. 将龟苓膏粉放入碗中，加50毫升清水，用漏勺搅和均匀。

2. 锅中放1200毫升清水，将龟苓膏粉糊倒入水中，开火，边煮边搅。

3. 水沸腾后，将槐花研为细末，放入锅中，用网状的漏勺或者面筛滤后入容器中冷却。

4. 淋上蜂蜜，搅拌均匀，放入冰箱冷藏即可。

桑葚糯米粥

材料：鲜桑葚60克、糯米100克。

调料：冰糖25克。

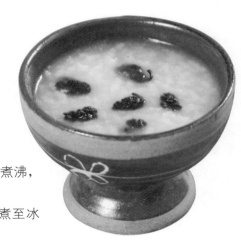

做法：

1. 将糯米淘洗净，用清水浸泡1小时备用。

2. 沙锅洗净，放入糯米，加适量水，大火煮沸，转小火煮半小时。

3. 加入桑葚同煮15分钟，加入冰糖，稍煮至冰糖溶化即可。

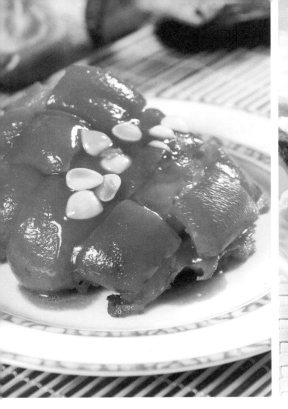

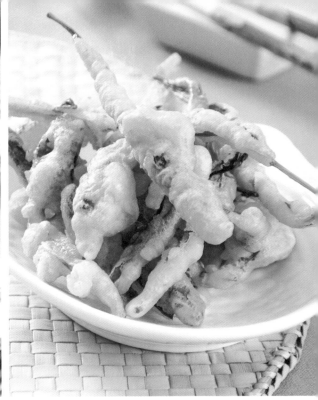

杏仁扣猪肘

材料：猪肘子500克、杏仁200克、蜂蜜50毫升、水发香菇50克、鸡汤200毫升。

调料：酱油、料酒、盐、葱、姜、大料、胡椒粉、植物油各适量。

做法：

1. 将肘子洗净，去骨，放入沸水锅中煮片刻，捞出抹上蜂蜜，入热油锅中炸成金黄色，捞出后用刀划上深口。

2. 杏仁用盐水煮熟，剥去外皮，摆入大碗底部，再放入肘子；水发香菇洗净，摆在肘子四周。

3. 炒锅加植物油烧热，加入葱、姜、大料、料酒、鸡汤、盐、胡椒粉、酱油烧沸，倒入盛肘子的大碗内，上笼蒸60分钟，凉后反扣盘中即可。

消痔香椿鱼

材料：鲜香椿芽250克、鸡蛋3个、面粉适量。

调料：干淀粉、植物油、盐各适量。

做法：

1. 香椿芽洗净晾干，用盐水稍腌，挤去水分，抖上一层干淀粉、面粉和鸡蛋、植物油、盐搅拌成糊备用。

2. 炒锅置火上，放入植物油烧至六成热时，将香椿芽逐个用筷子夹着蘸一层蛋粉糊，投入油锅，炸至金黄捞出。

3. 待油温升至八成热时，再一起倒入油锅炸至起酥皮时，形似一条条小鱼，捞出装入盘内即可。

关节炎

　　风湿性关节炎是一种常见的急性或慢性结缔组织炎症。其特点是游走性和多发性关节疼痛，以大关节受累为主，偶尔累及小关节，局部出现红、肿、热、痛及功能障碍。本病属中医痹症范畴，多为风、寒、湿三邪痹阻关节、经络所致。

木瓜五加茶

材料：木瓜15～20克、南五加12克、炙甘草6克。

做法：

1.取干净的沙锅一只，将木瓜、南五加、炙甘草三味药加水500毫升，浸泡20分钟左右备用。

2.将沙锅置于火上，煎煮15分钟后便可饮服，药汁饮尽后，再以沸水冲泡，可以多次饮用。

重阳糕

材料：米粉1500克，栗子泥500克（熟栗子去壳捣烂），熏青豆、黑芝麻、红枣泥各100克，瓜子仁、松子仁、糖青梅丝、糖茭白丝各50克，红糖350克，熟植物油250克，糖桂花10克，糖粉适量。

做法：

1.先将米粉、栗子泥和红糖250克拌成糖粉。然后取1／3的糖粉加入植物油和剩余的红糖，混合成油糖粉备用。

2.熏青豆、黑芝麻、红枣泥、瓜子仁、松子仁、糖青梅丝、糖茭白丝放在一起拌匀备用。

3.将拌好的糖粉和油糖粉过筛后，分3层放到蒸笼中，上、下放糖粉，中间一层放油糖粉，然后将拌和的果料撒在糕面上，再撒上糖桂花，蒸前用刀划成斜方块，蒸熟后取出即可。

鹿茸鸡

材料：鹿茸片20克、雄鸡1只。

调料：盐少许。

做法：

1. 雄鸡宰杀去毛，从肛门处横切一刀口，将内脏掏出，洗净鸡身。

2. 将鹿茸片放入雄鸡腹腔内，用针线缝合切口，放入陶罐内，加适量水，大火煮沸，改用小火炖至烂熟，放盐调味即可。

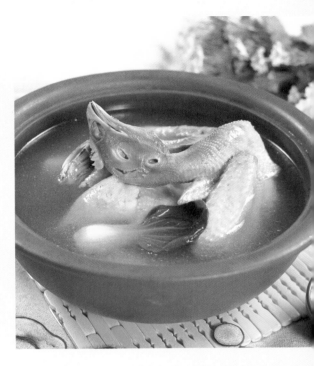

伸筋汤

材料：猪蹄1～2只（约500克），伸筋草、宣木瓜、千年健、薏米各60克。

调料：盐少许。

做法：

1. 猪蹄去毛洗净，切成小块。

2. 伸筋草、宣木瓜、千年健、薏米用纱布包好。

3. 猪蹄及中药包放入瓦罐，加适量水，小火煨烂，去药渣，放少许盐调味即可。

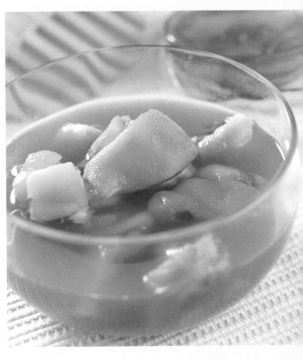

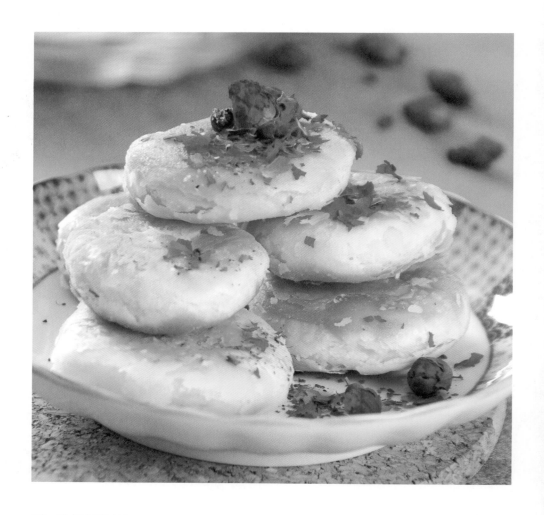

玫瑰酒酿饼

材料：面粉500克、甜酒酿250克、干玫瑰花5克。

调料：白糖、植物油各适量。

做法：

1. 将干玫瑰花放于容器内用手揉碎备用。

2. 将面粉铺开，拌上酒酿，加温水少许，放白糖及揉碎的玫瑰花，快速揉和成面团，盖上盖，饧半小时备用。

3. 将饧好的面再揉好后撕成小块，用擀杖擀成片状，在饼表面放上少量植物油，并且涂均匀，然后将其压成面片擀成面饼。

4. 将擀好的面饼放饼铛内，烙至黄酥即可。

薏米葱白粥

材料：薏米50克、葱白4根、薄荷10克、牛蒡根30克、淡豆豉10克。

做法：

1. 将薏米用清水清洗干净，放一容器里备用。
2. 取一干净的沙锅，将葱白、薄荷、豆豉、牛蒡根放在沙锅里，加入适量水泡20分钟左右，去渣取汁备用。
3. 然后入薏米煮成粥即可。

栗子糯米糕

材料：栗子2000克、糯米粉1500克。
调料：蜂蜜250毫升。

做法：

1. 将栗子晒干后剥去外皮，加工成细粉，稍微晾晒后备用。
2. 将准备好的栗子粉与糯米粉混匀，加入蜂蜜和适量水，和成面团，搓成长条，揪成剂子。
3. 用擀杖将每个剂子擀成小圆饼，两面蘸少许栗子粉。
4. 取一个干净的蒸锅，把制成的小圆饼均匀摆在蒸锅中，用大火蒸20分钟至熟即可。

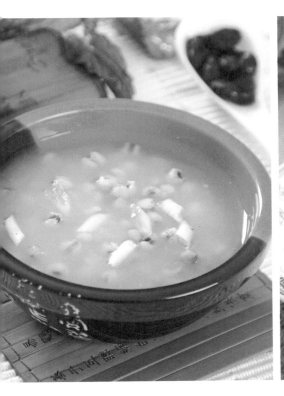

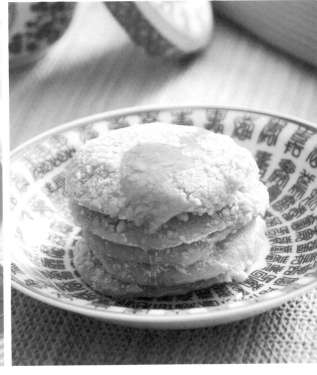

脂肪肝

脂肪肝是指肝内脂肪蓄积过多而导致的疾病，近年来已成为发病率仅次于乙型肝炎的常见肝病。中医对此病的治疗有一定经验，药膳、饮食调理是辅助治疗脂肪肝的一种有效的手段，脂肪肝患者可按症状不同选择合适的药膳。

山楂荷叶粥

材料：山楂、陈皮各5克，荷叶2克，竹茹3克，小米50克。

做法：
将山楂、荷叶、竹茹、陈皮加水煎煮后取汁，加小米煮成粥即可。

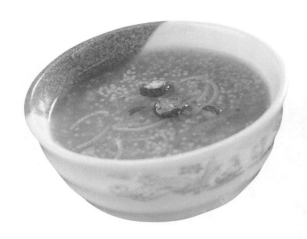

荞麦糕

材料：干玫瑰花10克，荞麦粉、糯米粉各50克，大米粉100克。
调料：白糖、发酵粉各适量。

做法：
1. 白糖加水溶化。
2. 将荞麦粉、糯米粉、大米粉放入锅中，加入白糖水，充分搅拌均匀，直至呈半透明的糊状。
3. 调入揉碎的玫瑰花及发酵粉，继续搅拌均匀，放置片刻。
4. 将其倒入模型内，置于盛有沸水的蒸锅内，用大火蒸5分钟即可。

脊骨海带汤

材料：海带丝、动物脊骨各250克。

调料：盐、味精、醋、胡椒粉各适量。

做法：

1. 海带丝及动物脊骨洗净备用。

2. 取干净的蒸锅一个，往蒸锅内倒入少量水，把洗好的海带丝放于蒸笼上，水开后继续蒸15分钟左右。

3. 动物脊骨切块，入锅中炖汤，汤开后放入海带丝炖烂。

4. 加入盐、醋、味精、胡椒粉调味，大约3分钟即可出锅。

山楂薏米燕麦粥

材料：山楂25克，薏米、红豆各20克，燕麦片15克，大米50克。

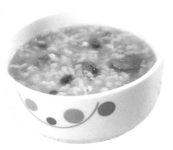

做法：

1. 将薏米、红豆洗净，浸泡4小时。

2. 将薏米与红豆放入锅中，加水煮30分钟至七八成熟，再加入大米、山楂，用大火煮沸后改小火熬煮。

3. 待薏米、山楂、红豆、大米熟软，加入燕麦片，再煮15分钟即可。

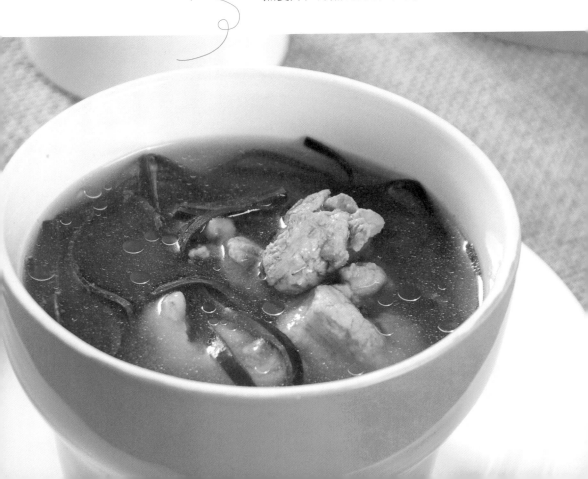

鼻炎

过敏性鼻炎是春季常见的过敏性疾病之一，以过敏性体质的人较为多见。其主要症状有阵发性鼻痒、鼻塞、喷嚏、流大量清水样鼻涕、鼻黏膜水肿、呼吸困难等。中医理论认为，肺开窍于鼻，肺气失调时容易引起鼻的病变，所以治疗鼻炎要调节肺的功能。

鱼腥草煮猪肺

材料：鱼腥草30克、沙参20克、鲜猪肺250克。
调料：盐、味精各适量。

做法：

1. 将鱼腥草、沙参冲洗干净。

2. 将猪肺洗净，切块，用水焯烫后漂洗干净。

3. 烧锅中加适量水，用小火慢炖，炖至猪肺将熟时，放入鱼腥草、沙参再炖煮20分钟。

4. 加入盐、味精调味即可。

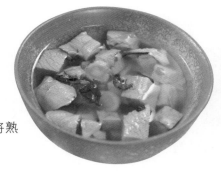

桑叶菊花杏仁粥

材料：桑叶、菊花、甜杏仁各10克，大米60克。

做法：

1. 将桑叶、菊花用清水冲洗，放入瓷碗中备用。

2. 炒锅置小火上，待锅有微温时放入甜杏仁反复翻炒，待其爆干时出锅。

3. 待甜杏仁晾凉时弄碎成颗粒（注意不要研成粉）。

4. 锅内放适量水煎煮桑叶、菊花。桑叶、菊花煮20分钟后去渣取汁，将汁放入杏仁和大米中，煮20分钟成粥状服食即可。

辛夷百合大米粥

材料：辛夷30克、百合20克、大米50克。

做法：

1. 大米洗净，用清水浸泡半小时；百合洗净，用清水泡发备用。
2. 将辛夷研成细末。
3. 百合、大米一同入锅，加适量水，大火煮沸，转小火熬煮成粥，食粥时调入辛夷末2勺，搅拌均匀即可。

养生笔记：辛夷性温味辛，归肺、胃经，有镇痛、抗过敏、抗炎作用，能改善微循环，还有局部收敛、刺激和麻醉的作用。此外，辛夷还能散风寒、通鼻窍，用于风寒头痛、鼻塞、流涕等。

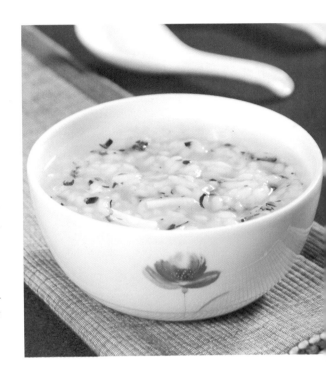

黄芪橘皮荷叶汤

材料：黄芪、橘皮各15克，荷叶1张。

做法：

1. 将黄芪用清水冲洗后放入碗中备用。
2. 橘皮掰成小瓣并清洗干净；荷叶剪成10厘米见方的大块。
3. 先将黄芪、橘皮放入沙锅内加适量水煎汤，并用纱布去渣留汤备用。
4. 加入荷叶浸20分钟，取汤即可。

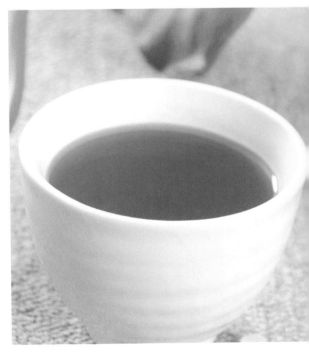

慢性咽炎是较顽固而难治的常见病、多发病，多发于成年人，其主要病因有屡发急性咽炎、长期粉尘或有害气体刺激、烟酒过度、生活习惯不良、鼻窦炎分泌物刺激、过敏体质或身体抵抗力降低等。

罗汉燕麦粥

材料：南瓜、燕麦、大米各50克。

调料：盐适量。

做法：

1. 南瓜洗净，去皮、子，切成1厘米见方的块；大米、燕麦分别洗净，浸泡2小时备用。

2. 锅内放清水煮沸，下入大米和燕麦煮30分钟，再下入南瓜块煮15分钟，加少许盐调味即可。

养生笔记：燕麦是一种低糖、高蛋白质、高脂肪、高热量食品，由于燕麦质地较硬，煮之前尽可能多浸泡一会儿。

咸鸭蛋蚝豉粥

材料：咸鸭蛋2个、蚝豉60～100克、大米适量。

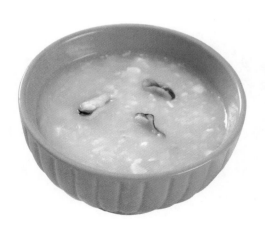

做法：

1. 将咸鸭蛋去壳。

2. 在沙锅中盛入适量清水，将去壳后的咸鸭蛋与蚝豉、大米一起放入锅中。

3. 先用大火煮沸10分钟，然后用小火煮制成粥即可。

炖雪梨豆根

材料：雪梨1个、山豆根粉1克。

调料：白糖适量。

做法：

1. 将雪梨洗净去皮，切成片状，放入锅中。

2. 加适量水，煎沸半小时，加入白糖调味。

3. 在雪梨水中调入山豆根粉即可。

养生笔记：雪梨性凉，味甘微酸，入肺、胃经，生津润燥，清热化痰；山豆根味苦性寒，入肺、胃经，清热解毒。

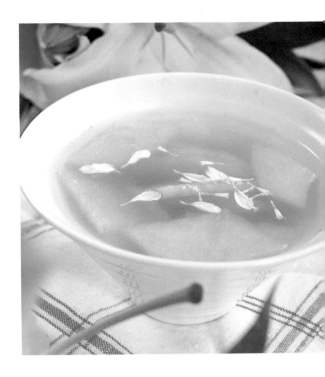

双根大海饮

材料：板蓝根、山豆根各15克，甘草10克，胖大海5克。

做法：

上药共置保温瓶中，用沸水冲泡，闷盖20分钟后当茶水频饮。也可加水煎煮后，取汤置保温瓶中慢慢饮用。

养生笔记：胖大海性寒，有清肺化痰、利咽开音、润肠通便的作用，适用于干咳无痰、咽痛音哑、热结便秘、头痛、目赤、慢性咽炎等。

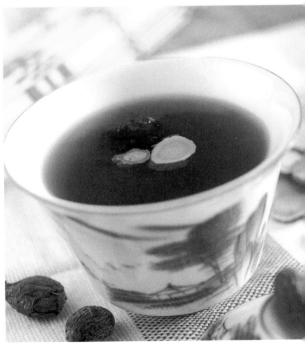

低血糖

低血糖早期表现为心悸、乏力、出汗、饥饿感、面色苍白、震颤、恶心呕吐等，较严重者常有中枢神经系统症状，如意识模糊、精神失常、大小便失禁、昏迷等。低血糖患者要少食多餐，保证饮食均衡，可合理应用药膳调理。

鳝鱼羹

材料：鳝鱼250克、猪瘦肉100克、水发黑木耳50克。

调料：蒜蓉、黄酒、葱丝、姜末、香油、盐、味精、淀粉、植物油各适量。

做法：

1. 将鳝鱼和猪瘦肉分别切成3厘米长的丝，鳝丝加黄酒、盐腌渍片刻备用。
2. 在锅中放入适量油，烧至五成热时入蒜蓉、姜末煸炒，再加入鳝丝、加黄酒、肉丝和适量水继续煮。
3. 沸后将木耳放入锅内，煮15分钟。
4. 加入适量盐、味精调味后，着薄芡，放上葱丝，淋上香油即可。

牛奶蒸蛋

材料：鸡蛋2个，牛奶、白糖各适量。

做法：

1. 取两只碗，把蛋黄和蛋清分别敲入两个碗中打散。
2. 蛋清里倒入适量牛奶继续搅拌，加适量白糖搅匀。
3. 等糖溶化后，倒入蛋黄，把碗放入锅中蒸10分钟即可。

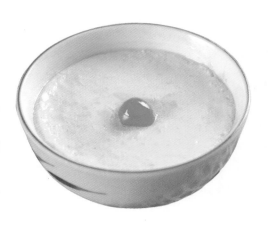

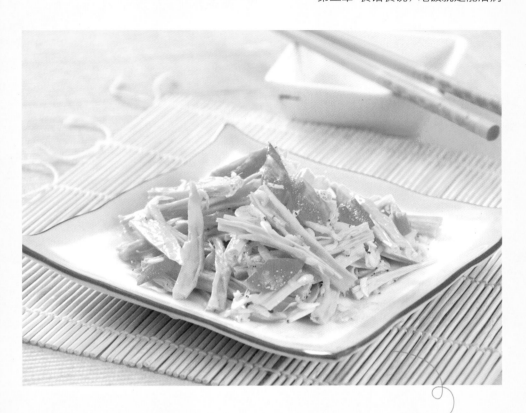

麦麸鸡蛋饼

材料：麦麸300克、面粉200克、鸡蛋1个、猪瘦肉100克、蔬菜适量。

调料：植物油、盐各适量。

做法：

1. 将猪瘦肉洗净，剁成肉蓉；鸡蛋打散；蔬菜洗净，剁碎，备用。

2. 将麦麸、面粉、鸡蛋、蔬菜、猪肉蓉拌匀，加入适量油、盐调味，做成饼坯蒸熟即可。

虾皮烧腐竹

材料：腐竹250克、虾皮20克、红椒1个。

调料：蒜瓣、香油、姜、盐、味精、料酒各适量。

做法：

1. 将虾皮加料酒、水浸发并煮沸，腐竹用凉水泡发后撕成细长条；蒜瓣捣碎成蓉；姜切末备用。

2. 将香油烧热后爆香蒜蓉、红椒、姜末后，加入腐竹及虾皮（连汁）。

3. 待煮沸后，加入适量盐、味精调味、再用小火烩20分钟，淋上适量香油即可。

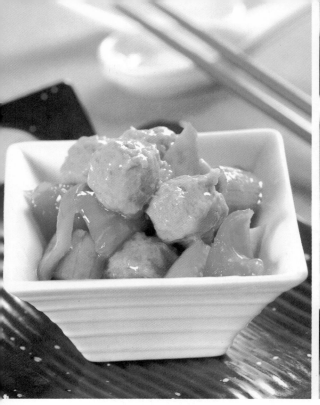

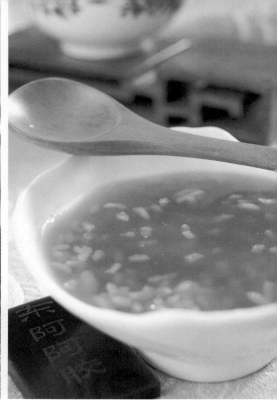

丝瓜嫩肉丸

材料：丝瓜1根，牛肉末200克，鸡蛋、番茄各1个。

调料：葱段、姜片、盐、鸡精、料酒、胡椒粉、淀粉、水淀粉、植物油各适量。

做法：

1. 将丝瓜去皮切成片，番茄切块。

2. 牛肉末中加入葱段、姜片、盐、料酒、鸡精、胡椒粉、淀粉、鸡蛋、少许植物油和水，拌匀备用。

3. 锅内倒入水，将打好的肉泥挤成丸子，放入锅中煮熟。

4. 锅内倒油，下葱段、姜片炝锅，倒适量煮丸子的汤，加盐、鸡精、胡椒粉烧沸，下丝瓜，小火烧至断生，用水淀粉勾芡，下番茄、丸子翻炒片刻即可。

糯米阿胶粥

材料：阿胶30克、糯米100克。

调料：红糖适量。

做法：

1. 先将糯米洗净，加适量水煮粥。

2. 待粥将熟时，放入捣碎的阿胶，边煮边搅匀，稍煮两三沸，加入红糖煮化即可。

　　养生笔记：*糯米味甘，性温，入脾、胃、肺经，具有补中益气、健脾养胃、止虚汗的功效。阿胶养血止血、滋阴润肺。*

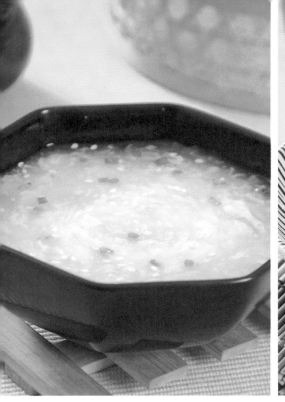
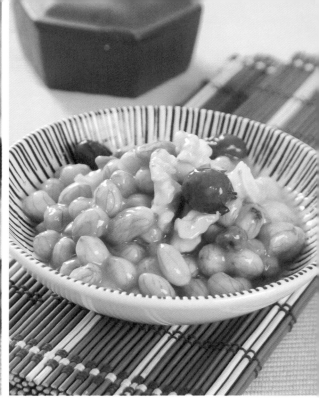

牛肉鸡蛋羹

材料：牛腿肉200克、鸡蛋2个、芝麻1克。

调料：水淀粉40克，熟猪油30克，料酒、葱、姜、酱油、香油、胡椒粉、盐、味精、高汤各适量。

做法：

1. 将牛肉剁成麦粒状，放入沸水锅煮至五成熟，取出。

2. 炒锅用中火烧热，下熟猪油15克烧化，加入葱姜炒香，烹料酒，加高汤、酱油、盐、胡椒粉、芝麻和牛肉粒。

3. 烧至微沸，用水淀粉调稀勾芡。

4. 将炒锅端离火口，将搅匀的鸡蛋液徐徐倒入锅中，边倒边顺一个方向搅成糊，最后加味精、熟猪油15克搅匀，淋入香油即可。

蜜汁花生

材料：红枣、花生仁（带红衣）各100克，核桃仁30克。

调料：蜂蜜200毫升。

做法：

1. 将红枣、花生仁、核桃仁用温水泡后，放入锅中。

2. 锅中加入适量水，小火煮到熟软。

3. 再加蜂蜜，至汁液黏稠停火。也可用高压锅煮半小时左右，蜂蜜可待花生仁、红枣熟后入锅。

结石症

　　结石是导管腔中或者器官腔中形成的固体块状物，主要见于胆囊、膀胱、肾盂中。结石可造成管腔梗阻，产生疼痛、出血或继发感染等。结石患者应少吃动物内脏、菠菜、豆腐、辣椒以及咸鱼、咸肉等腌制品，还要注意低钠少糖。

薏米蒸鸡

材料：鸡1只，薏米30克，核桃仁、鸡内金、海金沙、琥珀、地黄各15克，红枣10克。

调料：盐、葱段各10克，姜片15克，绍酒20毫升。

做法：

1.将薏米、核桃仁、鸡内金、海金沙、琥珀、地黄、红枣放入锅内，加水500毫升，置中火上煎煮25分钟，过滤，留药汁。

2.鸡处理洗净，抹上绍酒、盐，把葱段、姜片放入鸡腹内，将煎煮好的药汁液同鸡放入蒸盆；把蒸盆置蒸笼内，蒸1.5小时即可。

利胆消石茶

材料：金钱草300克、炒黄柏150克、炒枳实135克、大黄45克。

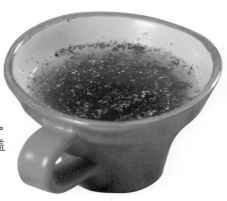

做法：

1.金钱草、炒黄柏、炒枳实、大黄一起研为末。

2.每次取45克，放入暖壶中，倒入沸水，加盖闷20分钟。

3.服用时倒出，稍凉后代茶饮。

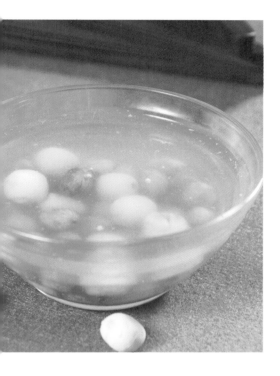

花生仁炖莲子

材料：花生仁、莲子肉各40克。

调料：白糖适量。

做法：

1. 花生仁洗净，用清水浸泡半小时；莲子肉洗净备用。

2. 花生仁和莲子肉放入锅内，加水大火煮沸，转用小火炖1小时，加入适量白糖，再继续小火炖半小时即可。

养生笔记：花生中含有不饱和脂肪酸，有降低胆固醇的作用，并能益肾通淋，适用于肾结石患者食用。

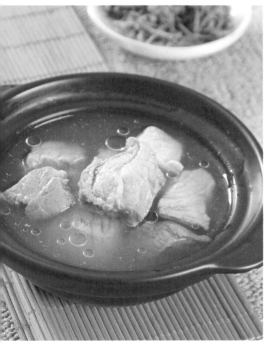

金钱银花炖瘦肉

材料：金钱草80克（鲜品200克）、金银花60克（鲜品150克）、猪瘦肉600克。

调料：黄酒20毫升。

做法：

1. 金钱草、金银花清洗干净后，用纱布包好。

2. 猪瘦肉洗净，切块，共置于沙锅内，加适量清水浸没。

3. 用大火烧沸后加黄酒，改用小火炖2小时。

4. 取出药包，挤干，盛入碗中即可。

近视

近视眼是指眼球在调节静止状态下，平行光线经过眼的屈光作用，继而在视网膜上形成模糊的像。中医认为，发生近视的原因主要是肝肾不足，气血亏损。因此预防和治疗近视可选用具有补益肝肾作用的食物。

杞子鱼胶炖牛蛙

材料：牛蛙400克、鱼胶50克、鲜猪腰2个、枸杞子25克。

调料：盐适量。

做法：

1. 将牛蛙宰杀洗净，取牛蛙腿，剔肉去骨；鱼胶用沸水浸软，剪成细丝；猪腰洗净，切开，去脂膜，切片；枸杞子洗净，用清水浸泡一会儿备用。

2. 把牛蛙腿、牛蛙肉、鱼胶丝、猪腰片、枸杞子全部放入炖盅内，入锅，加适量沸水，盖上盖，用大火煮沸后，转小火隔水炖2小时，加盐调味即可。

茯苓柏子饼

材料：茯苓、柏子仁各15克，全麦粉50克。

调料：植物油少许。

做法：

1. 将茯苓烘干；柏子仁炒至香黄，与茯苓一起研成细末。

2. 全麦粉与茯苓、柏子仁末放入盆中，加温水和匀，揉制成面团，擀成薄饼。

3. 平底锅烧热，放入少量植物油，烧热后放入饼坯，用小火烙至熟透即可。

楮实菟丝肉片

材料： 楮实子、菟丝子、干黄花菜各25克，猪肉100克。

调料： 盐、醋、白糖、植物油各适量。

做法：

1. 干黄花菜洗净，用清水泡软，捞出沥水切段。

2. 将楮实子、菟丝子放入沙锅中，加入适量清水，大火煮沸后转小火煎半小时，取浓汁；猪肉洗净切片。

3. 炒锅洗净烧热，加入适量油烧热，放入肉片炒至变色发白，放入药汁及盐、醋、白糖，烧至肉熟时，放入洗净的黄花菜炒熟即可。

养生笔记：本品能补肾明目、清热养肝，适用于腰膝酸软、头晕目昏、水肿胀满等症。

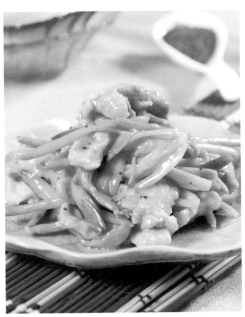

猪肝葱白蛋汤

材料： 鲜猪肝200克、鸡蛋2个、葱白5段（约1寸长）、枸杞子5克。

调料： 盐、味精、明矾、料酒、淀粉各适量。

做法：

1. 将猪肝放入清水内清洗，过三次清水后加明矾泡10分钟，然后再清洗三次；葱白切成丝备用。

2. 将猪肝切片，放入碗中加盐、味精、料酒适量，腌10分钟去其腥，之后放入适量淀粉拌匀。

3. 锅内加水烧沸后滑入浆好的猪肝及枸杞子。

4. 鸡蛋打入瓷碗中，用筷子用力打匀。

5. 水再次沸腾后打入鸡蛋液，放入葱白丝，煮3分钟，加盐、味精调味。

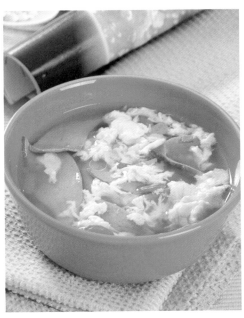

肝炎

　　病毒性肝炎是由肝炎病毒侵犯肝脏而引起的。肝炎的饮食调理原则是：增加蛋白质摄入、适当控制脂肪、碳水化合物要充足、维生素应丰富，还要注意选择新鲜的食物，并杜绝对肝脏有毒副作用的酒及含酒精饮料。

双耳红枣粥

材料：干黑木耳、干银耳各5克，红枣5颗，大米100克。
调料：冰糖适量。

做法：

1. 将干黑木耳、干银耳放入清水中泡发，择去根蒂，除去杂质，撕成片状。
2. 将大米淘洗干净，用清水浸泡半小时；红枣洗净，去核备用。
3. 将泡发的黑木耳、银耳与大米、红枣一同放入沙锅内，加水适量，将锅置大火上烧沸，转小火煮至黑木耳极烂、大米成粥后，加入冰糖煮至溶化即可。

砂仁豆芽瘦肉汤

材料：黄豆芽300克、砂仁6克、猪瘦肉100克、鸡蛋1个。
调料：姜片、葱段、盐各5克，淀粉20克，植物油30克，酱油10克。

做法：

1. 将砂仁去壳，打成细粉；黄豆芽洗净去须根；猪瘦肉洗净，切薄片，放入碗内，打入鸡蛋，加入淀粉、酱油、盐、砂仁粉和少许清水，拌匀上浆。
2. 炒锅加油，烧至六成热时下入姜片、葱段爆香，加入1000毫升水烧沸，放入黄豆芽，煮沸后转小火煮20分钟，用大火烧沸，加入猪瘦肉，煮至断生即可。

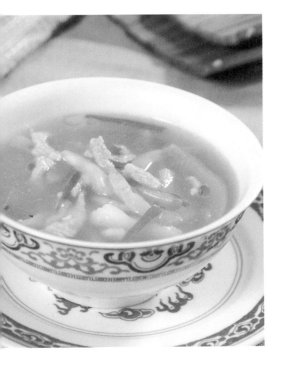

茄子炖荸荠

材料：茄子200克、荸荠100克、猪瘦肉50克。

调料：酱油、白糖各10克，姜、葱、盐各5克，植物油50克。

做法：

1.茄子洗净，去皮，切成丝；猪瘦肉洗净，切成5厘米长的细丝；姜、葱切细丝备用。

2.炒锅置大火上烧热，加入植物油，烧至六成热时下入姜丝、葱丝爆香，加入猪瘦肉丝翻炒片刻，加入荸荠、茄子、酱油、盐、白糖和适量沸水，用小火烧煮30分钟即可。

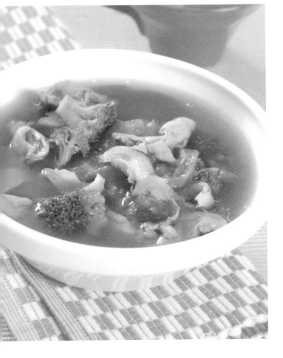

番茄煲蚌肉

材料：番茄、西蓝花各200克，蚌肉100克。

调料：酱油、姜、葱、盐、植物油各适量，高汤300毫升。

做法：

1.番茄洗净，切片；蚌肉洗净，切片。

2.西蓝花洗净，掰成小朵；姜切片，葱切段。

3.把炒锅置大火上烧热，加入植物油，烧至六成热时，下入姜片、葱段爆香；下入西蓝花、番茄片、蚌肉片、酱油、盐，倒入高汤300毫升，用小火煲25分钟即可。

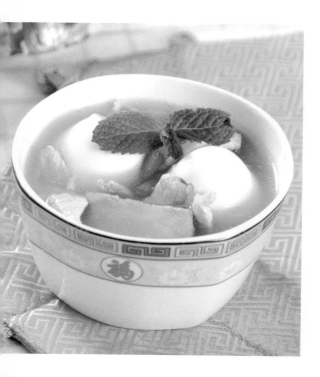

鸡骨草蛋汤

材料： 鸡骨草、栀子根各30克，猪瘦肉50克，红皮鸡蛋1个。

调料： 大料、花椒、葱花、白糖各适量。

做法：

1. 将鸡蛋、栀子根、鸡骨草洗净；猪肉切片，放入锅中，用热水烫去腥味，捞出备用。

2. 将鸡蛋放入锅内，加水煮15分钟至熟，剥去壳。

3. 将栀子根、鸡骨草、猪肉片、鸡蛋放入沙锅内，加入适量水，放入大料、花椒（纱布包好）、葱花煮半小时，加入白糖，再煮半小时即可。

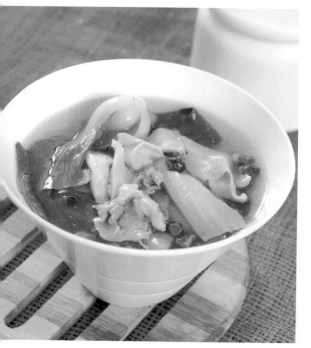

玉米须螺片汤

材料： 玉米须60克，菜胆、田螺肉各100克。

调料： 姜、葱、盐、植物油各适量。

做法：

1. 玉米须洗净，放入炖盅内，加水200毫升煎煮25分钟，去渣留汁备用。

2. 菜胆洗净，切段；田螺肉洗净，切薄片；姜切片；葱切段。

3. 将炒锅置大火上烧热，再加入植物油，至六成热时加入姜、葱爆香，注入清水300毫升烧沸，下入螺片、玉米须汁液、菜胆、盐，煮5分钟即可。

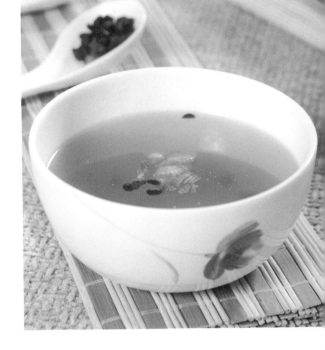

灵芝女贞丹参汤

材料：灵芝、女贞子各15克，丹参、鸡内金各9克。

做法：

1. 将灵芝、女贞子、丹参、鸡内金处理干净，放入沙锅内，加清水，用大火煮沸后，转小火煎1小时，取汁。

2. 沙锅中再加入适量清水，用大火煮沸后转小火煎1小时，再取汁。

3. 将两次煎取的药汁合并，放温后即可食用。

罗汉雪梨汤

材料：罗汉果、雪梨各1个。
调料：冰糖、淀粉各适量。

做法：

1. 将雪梨去皮、核，切碎块，放在碗中；罗汉果洗净备用。

2. 将罗汉果与切好的雪梨同放锅中，加水、冰糖，用大火烧沸后，转小火煎半小时。

3. 淀粉放在碗中，加适量水调成水淀粉，将水淀粉缓缓倒入汤内，边倒边用大勺搅拌，煮至黏稠即可。

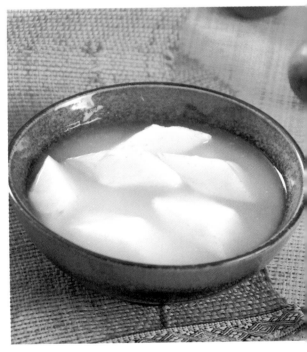

高血压

高血压是一种由高级神经中枢功能失调而引起的全身性疾病。早期可表现为头痛、头昏、项痛、耳鸣、失眠、心悸、乏力、记忆力减退、肢体麻木等，晚期可导致心、脑、肾等脏器的病变，并出现心功能不全、中风和肾功能不全的表现。

竹荪柳菇煲丝瓜

材料：竹荪6条、丝瓜1根、柳松菇100克、枸杞子10克。
调料：葱丝、鸡汤、盐各适量。

做法：

1. 将竹荪洗净，去除沙子和杂质，然后泡水使其软化，切成小块。
2. 将丝瓜削皮，切成块状；柳松菇洗净。
3. 将预先准备好的鸡汤倒入汤锅里，放进竹荪、丝瓜、枸杞子、柳松菇，待再次滚沸后，调小火炖煮半小时。
4. 熄火前，加入适量盐和葱丝调味即可。

菊楂钩藤决明饮

材料：杭白菊、钩藤各6克，生山楂、决明子各10克。
调料：冰糖（或蜂蜜）适量。

做法：

将钩藤、生山楂、决明子加水煎汁500毫升，用所得药汁冲泡菊花，调入冰糖即可。

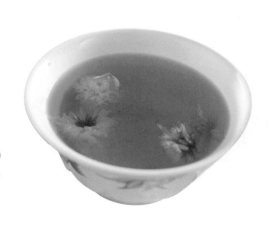

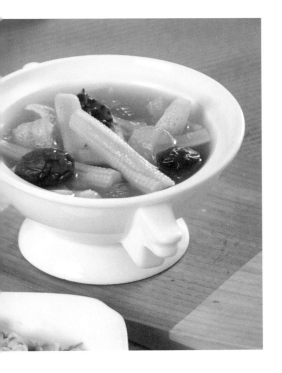

海参黄芪煲

材料：海参2个、玉米笋8根、小黄瓜1根、黄芪20克、红枣5颗。

调料：酱油、盐各适量。

做法：

1. 海参剖开肚取出沙肠，洗净沥干。

2. 小黄瓜洗净，切成两段，每段上划几刀，但不切断；玉米笋、黄芪、红枣洗净。

3. 将所有材料和调料放入沙锅，加水盖过材料，煮沸，转小火炖至海参烂熟，拣去小黄瓜即可。

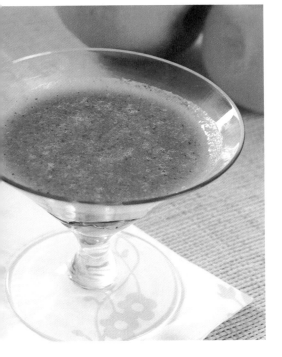

青椒苹果菠萝汁

材料：青椒2个、菠萝200克、苹果100克。

调料：蜂蜜、柠檬汁各1小汤匙。

做法：

1. 将材料洗净，苹果削皮去核，切成丁备用。

2. 青椒去蒂、子，菠萝去皮、去硬心，分别切成丁后与苹果丁一起放入榨汁机中榨汁。

3. 加入蜂蜜与柠檬汁拌匀即可。

高脂血症

　　血浆中的脂类总称血脂，当血浆脂质总量或其中部分超过正常高限时，称为高脂血症。引起高脂血症的原因有饮食失节、脾脏功能衰退、情志不畅、肝气郁结、气滞血瘀、脉络阻塞等。血中过量之脂，实为痰浊水湿，所以治疗高脂血症以健脾利湿化痰为主。

三七首乌粥

材料：三七5～10克、何首乌60克、大米100克、红枣1颗。

调料：白糖适量。

做法：

1. 将三七、何首乌洗净，放锅内加水煎20分钟去渣取药汁。

2. 将大米、红枣洗净，加入锅内，加适量白糖和水煮粥。

3. 粥将成时，把药汁倒入粥中，用小火煮至黏稠，关火后再闷5分钟即可。

首乌芹菜粥

材料：芹菜末80克，猪瘦肉末、何首乌各50克，大米100克。

调料：盐、味精各适量。

做法：

1. 将何首乌入沙锅，加水100毫升，煎取浓汁。

2. 大米同首乌汁同煮成粥。

3. 粥将好时，下猪瘦肉末和芹菜末，煮至米烂，加盐、味精调味即可。

　　养生笔记：芹菜的各种维生素和磷、钙等元素含量较多，有镇静和保护血管的功效；何首乌有补精血、益肝肾之功效。两味合用，可补肾益气、降压降脂。

首乌黑豆炖甲鱼

材料：何首乌30克、黑豆60克、甲鱼1只、红枣（去核）3颗、生姜3片。

调料：盐、鸡精各适量。

做法：

1. 将甲鱼洗净去内脏，切块，略炒。
2. 甲鱼块同黑豆、何首乌、红枣、生姜片一起放进锅内，加适量水炖1小时，加盐、鸡精调味即可。

　　养生笔记：何首乌有补精血、益肝肾之功效。药理研究证明，何首乌能阻止胆固醇在体内沉积，防治动脉粥样硬化。黑豆可治高血压、胆固醇增高症。甲鱼能滋阴、补益肝肾、散结消肿。

凉拌芹菜海带

材料：芹菜梗200克、海带100克、黑木耳50克。

调料：盐、鸡精各适量。

做法：

1. 把黑木耳和海带用水洗净发透，切丝，用沸水焯熟。
2. 嫩芹菜梗切成3厘米长的段，用沸水煮3分钟捞起。
3. 将芹菜梗段、黑木耳、海带丝加盐、鸡精拌匀即可。

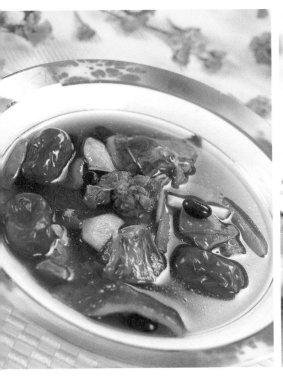
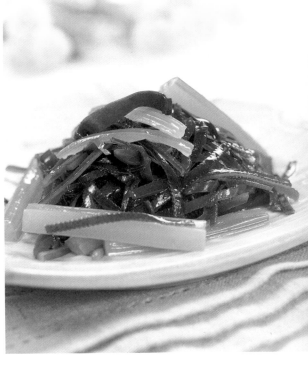

糖尿病

糖尿病是一种以高血糖为特征的代谢性疾病。高血糖则是由于胰岛素分泌缺陷或其生物作用受损引起的。其主要症状是口渴多饮、多食而消瘦、多尿、容易疲倦、体重下降、视力模糊、皮肤生疮发炎等。食疗方法当以滋阴清热、补肾、活血为其基本原则。

绿豆薏米南瓜汤

材料：绿豆、薏米各50克，老南瓜500克。
调料：盐3克。

做法：
1. 薏米洗净，提前浸泡1～2小时。
2. 绿豆洗净，加盐拌匀，略腌一会儿。
3. 老南瓜去皮，抠去瓤，洗净，切成2厘米见方的块。
4. 锅内加水约50毫升，先下绿豆、薏米，置大火上煮沸，约2分钟，加水再煮。
5. 将南瓜块下入锅中，盖上锅盖，小火煮半小时，到绿豆开花即可。

山药炖猪肚

材料：鲜猪肚1副、山药15克。
调料：盐、鸡精各适量。

做法：
将猪肚洗净，切丝，加水煮熟，再入山药与猪肚同炖至烂，稍加盐、鸡精调味即可。

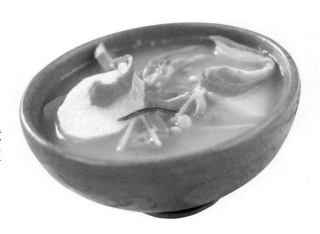

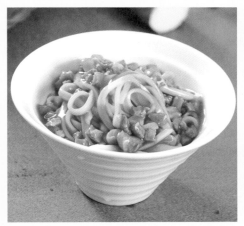

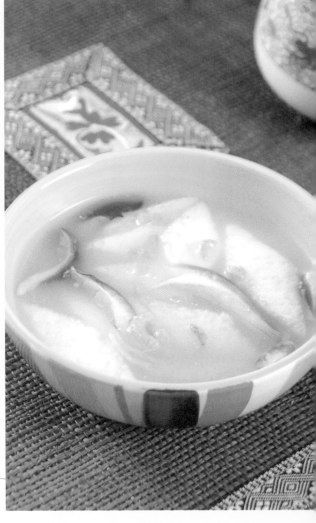

山药羊肉鸡蛋面

材料：山药、羊肉各250克，面粉、豆粉各100克，鸡蛋4个（取蛋清）。

调料：葱段、盐、味精各适量。

做法：

1. 山药去皮，洗净，煮熟研成泥，与面粉、豆粉、蛋清一起加水和成面团，擀成面条放入沸水锅中煮熟。

2. 羊肉切丁炒熟，加葱段、盐、味精调味，拌面条即可。

蘑菇海米冬瓜汤

材料：冬瓜100克，水发海米、蘑菇各50克。

调料：盐3克。

做法：

1. 冬瓜去皮、瓤，切成薄片。

2. 海米用温水泡发好。

3. 蘑菇洗净切丝，与海米、冬瓜片一起放入锅内，加1000毫升水同煮，将熟时加盐调味即可。

冠心病

冠心病是由于冠状动脉粥样硬化使管腔狭窄或闭塞，导致心肌缺血缺氧的疾病，主要表现为心绞痛、心肌梗死、心肌缺血或坏死。本病多发生于40岁以上的人群，男性多于女性，且以脑力劳动者居多。

党参麦冬炖瘦肉

材料：党参20克、麦冬15克、五味子6克、猪瘦肉150克、冬菇30克。

调料：生姜5克、葱10克、盐3克、料酒10毫升。

做法：

1.将党参洗净，润透切段；麦冬洗净压扁；五味子洗净；冬菇洗净，一切两半；姜拍松。

2.猪肉洗净，切成4厘米见方的块。

3.把猪肉放入炖锅，加入冬菇、姜、葱、料酒、盐、五味子、党参、麦冬，注入1000毫升清水，用大火烧沸，再改小火炖煮1小时即可。

归芪蒸鳗鱼

材料：鳗鱼1条、当归9克、黄芪18克、冬菇50克。

调料：料酒、盐、葱段、姜丝、酱油、香油、高汤各适量。

做法：

1.当归洗净切片；黄芪用清水浸透，切片；鳗鱼处理干净，剁成长段；冬菇泡洗干净，切成小块。

2.鳗鱼放在蒸盆内，放入酱油、盐、葱段、姜丝、料酒、高汤腌渍30分钟，再放入当归、黄芪、冬菇，上笼用大火蒸40分钟即可。

姜母鸭

材料：老鸭1只，老姜母200克，黄芪、枸杞子各15克，肉桂、当归、熟地黄各6克。

调料：葱段、黄酒、盐、味精、高汤各适量。

做法：

1.将老鸭拔去毛，洗净，剁成大块，沥干水；老姜母洗净，用刀背拍松；黄芪、枸杞子、肉桂、当归、熟地黄洗净备用。

2.干锅烧热，放入鸭块翻炒，将鸭油炒出后捞出，将油沥干。

3.锅内倒入适量高汤，放入黄芪、枸杞子、肉桂、当归、熟地黄、鸭肉、老姜母、葱段、黄酒，用大火烧沸，改小火慢煲2小时，加盐、味精调味即可。

山楂桃仁汁

材料：鲜山楂1000克、桃仁60克。

调料：蜂蜜250毫升。

做法：

1.山楂洗净，用刀拍碎，与桃仁一起放入锅中，加水约1000毫升，煎15分钟，取汁。

2.余渣加水再煮15分钟，去渣取汁与第一次煎的汁混合。

3.将汁盛入瓷盆内，加入蜂蜜，加盖，隔水煎1小时，离火，冷却，装瓶取用即可。

养生笔记：桃仁、山楂、蜂蜜三者合用，有健胃消食、降血压、降血脂、降胆固醇、扩张血管、增加冠状动脉血流量的功效，可活血化瘀、畅通血脉，经常服用对冠心病患者有益。

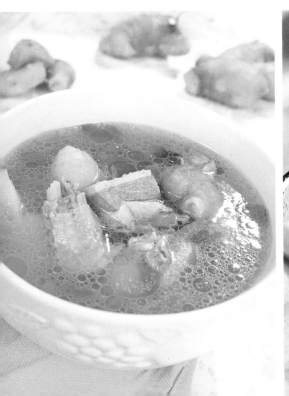
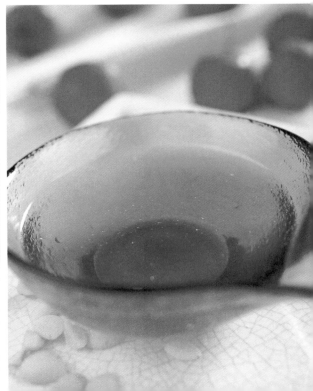

骨质疏松症

骨质疏松症是由于全身钙量减少，导致骨皮质变薄、骨小梁减少，易发生骨折的一种疾病。骨质疏松症患者平时多无症状，部分患者有周身骨痛，以腰背部为主，活动时疼痛加剧，日久会出现下肢肌肉萎缩。骨质疏松症可导致驼背、身高变矮等症状。

赤芍红花桃仁粥

材料：红花15克、赤芍10克、桃仁20克、大米100克。

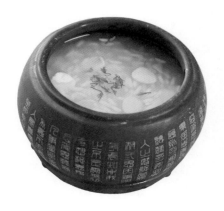

做法：

1. 将桃仁浸泡发透，去皮。
2. 将红花、赤芍放入沙锅中，加适量水煎半小时，去渣取汁。
3. 药汁中加桃仁、大米煮成粥服食即可。

滋补参灵龟

材料：红参、红枣各10克，灵芝20克，乌龟1只。
调料：盐、料酒、姜各适量。

做法：

1. 将龟宰杀后，放沸水锅内略煮，捞出，去皮及内脏，取肉切块；姜洗净切丝；红枣洗净去核。
2. 将龟肉、红枣、红参、灵芝放入沙锅中，加适量清水，大火煲沸，转小火煲1小时，加盐、料酒、姜丝各少许调味即可。

养生笔记：本品大补精血、益气补元。

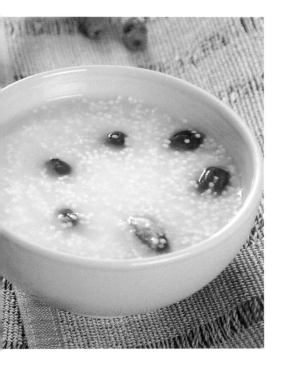

西洋参红枣粥

材料：西洋参3克、红枣10颗、粟米100克。

做法：

1. 洗净西洋参，置清水中浸泡一夜，切碎备用；红枣浸泡一会儿，洗净。
2. 将西洋参、红枣、粟米及浸泡了西洋参的清水一起倒入沙锅内。
3. 加适量清水，小火熬60分钟即可。

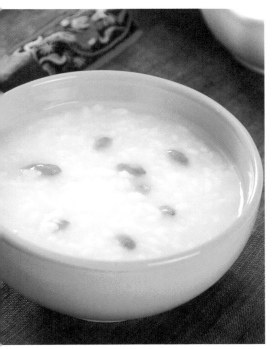

葡萄地黄蜜粥

材料：熟地黄30克、葡萄干50克、大米100克。

调料：蜂蜜适量。

做法：

1. 先将熟地黄水煎2次，取药汁备用。
2. 洗净大米置于沙锅，加药汁、葡萄干及1000毫升清水，小火煨粥。
3. 粥成时加入蜂蜜调味即可。

养生笔记：熟地黄味甘，性温，归肝、肾经，具有补血滋润、益精填髓之功。多吃葡萄干可缓解手脚冰冷、腰痛、贫血等症状。

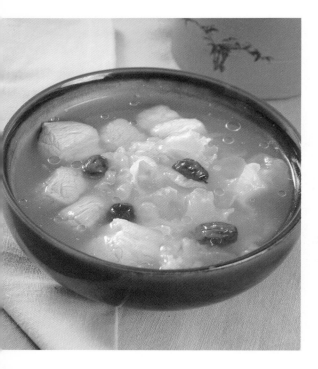

银耳牛肉红枣汤

材料：牛肉300克、红枣20颗、水发银耳100克。

调料：盐、味精各适量。

做法：

1. 牛肉、银耳洗净，切成小块；红枣（去核）洗净。

2. 将牛肉、红枣、银耳同放入沙锅中。

3. 加水1000毫升，以微火炖至牛肉熟烂，加入盐和味精调味即可。

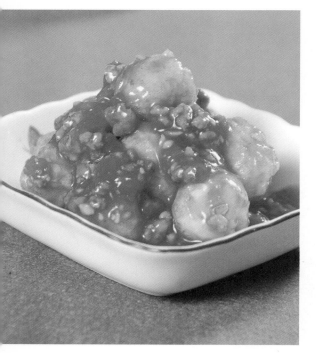

茄汁鹌鹑蛋

材料：鹌鹑蛋10个、番茄300克、猪瘦肉30克。

调料：盐、鸡精、酱油、蒜末、葱花、料酒、白糖、植物油各适量。

做法：

1. 鹌鹑蛋煮熟后，去壳；番茄去皮剁成酱；瘦肉洗净，绞碎。

2. 热锅热油，将鹌鹑蛋放入锅中微炸至表皮金黄时捞出。

3. 锅留底油，爆香蒜末，加猪瘦肉、番茄酱炒匀，再放盐、酱油、白糖、料酒炒香，加水煮沸；待锅中番茄肉汁渐浓后，放鹌鹑蛋，改小火焖2分钟，加鸡精、葱花即可。

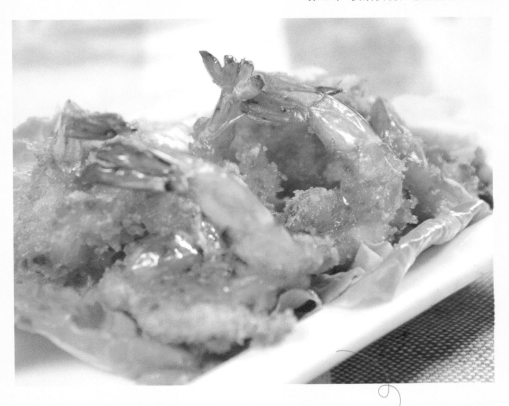

银耳豆腐

材料：银耳15克、豆腐250克、香菜叶10克。

调料：盐、味精、水淀粉、豆芽汤各适量。

做法：

1. 银耳泡发，洗净，焯透，盛盘备用。豆腐压碎成泥，加入盐、味精、水淀粉搅成糊状，装入碗中，撒上香菜叶，上笼蒸5分钟，取出，摆在盛银耳的盘子里。

2. 锅中加入豆芽汤、盐，烧沸后用水淀粉勾稀芡，点入味精，浇在银耳上面即可。

罗汉大虾

材料：对虾12只、鱼肉泥60克、鸡蛋1个（取蛋清）。

调料：鸡精2克，料酒12克，玉米粉、白糖各15克，植物油50毫升，盐、面包屑各适量。

做法：

1. 将对虾去头、皮、肠，留下尾巴，片开，剁断虾筋，挤干水分，撒些鸡精，先两面蘸玉米粉，再放在鸡蛋清中蘸一下，最后把背面蘸上面包屑，码在盘子里。

2. 将鱼肉泥用蛋清、玉米粉、鸡精、盐、白糖、料酒、少许油拌成糊，抹在对虾上。对虾用温油炸熟，放入盘中即可。

动脉硬化

随着年龄逐渐增大，人的动脉血管管壁就会变硬，使血管逐渐失去弹性，加上脂肪沉积使动脉血管变得越来越狭窄，通过的血液也逐渐减少。动脉硬化会导致脑中风、冠心病等心脑血管疾病。

牛肉萝卜烧

材料：牛肉50克、白萝卜100克、香菇20克。

调料：植物油、酱油各5克，葱段、姜片、盐、料酒、味精各适量。

做法：

1. 将牛肉洗净切成块备用。
2. 将白萝卜去皮，切成滚刀块，再用开水焯一下去掉萝卜的气味备用。
3. 牛肉入热油锅煸炒至白色时，加入酱油、葱段、姜片、料酒炒匀。
4. 再加少量水，刚没过牛肉，加入香菇，用小火炖。
5. 等牛肉块快烂时，加入萝卜块，煨到酥烂。
6. 最后，再加入一些盐、味精调味即可。

醋蛋液

材料：鲜鸡蛋1个、米醋180毫升。

做法：

1. 将鸡蛋洗净后放置在一个有盖的大口搪瓷杯中，将米醋倒入杯中并加盖密闭48小时至蛋壳软化。
2. 用竹筷将蛋壳挑破并搅拌均匀，再密封放置24小时即可。每次取出食用的部分后，余下的要密封保存。

养生笔记：本品是脑血栓、高血压患者的辅助治疗佳品，可常食用。

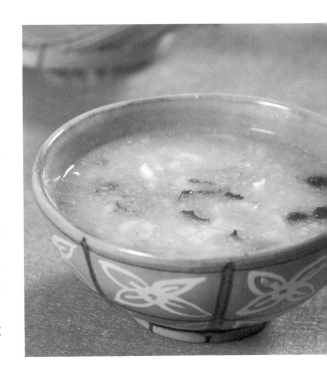

双玉大米粥

材料：玉米粉20克、大米100克、玉竹10克、红枣10颗。

做法：

1. 将红枣洗净，去核；玉竹洗净，入锅加适量水煮熟，捞出晾凉，切成小粒。

2. 玉米粉加水调成糊状；将大米洗净后与红枣、玉竹粒一同加水，放入锅中煮成粥。

3. 再慢慢加入玉米粉糊搅匀，继续煮片刻即可。

香葱芸豆

材料：芸豆350克、小香葱3根。
调料：植物油、酱油、盐、白糖各适量。

做法：

1. 芸豆泡洗干净，放入锅中煮熟，用凉水过凉，沥干；香葱洗净，切丁。

2. 锅中植物油烧热，小火将香葱丁炒至微黄，盛出；用余油炒芸豆，加入剩余调料炒至入味，再将炒过的香葱丁回锅炒拌，待汤汁收干即可。

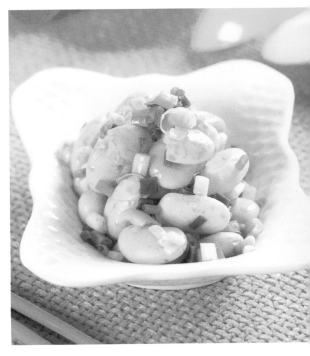

肾衰竭

慢性肾盂肾炎、肾小球肾炎等反复发作会使肾功能受到损伤，逐渐造成肾衰竭。肾衰竭的早期症状有夜尿、多尿等，晚期尿量逐渐减少，可发生高血压、贫血、尿毒症、酸中毒等。

杜仲续断炖猪腰

材料：杜仲、续断各25克，鲜猪腰250克。

调料：料酒10克、盐3克、姜片15克、猪油50克、胡椒粉1克、肉汤适量。

做法：

1. 将杜仲洗净，刮去杂物及老皮备用。
2. 将猪腰洗净，剖开切去白色膜腺，放入沸水锅中焯一下，捞出洗净切片备用。
3. 锅烧热加入猪油、姜片煸香，猪腰煸炒至水干。
4. 烹入料酒，加入盐、胡椒粉、肉汤、续断及杜仲，小火炖至腰片熟透。
5. 捞出姜片、杜仲、续断，盛入汤碗即可。

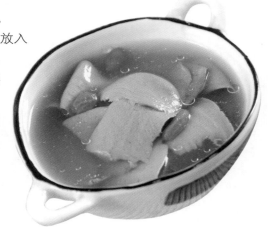

茅根赤豆汤

材料：鲜茅根200克（或干茅根50克）、红豆50克、大米200克。

做法：

1. 大米淘洗干净。
2. 鲜茅根洗净，加适量水，煎煮半小时，捞去药渣。
3. 再加大米、红豆，继续煮成粥即可。

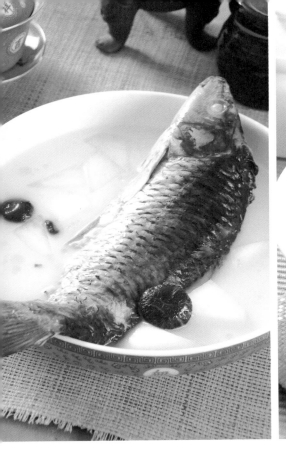
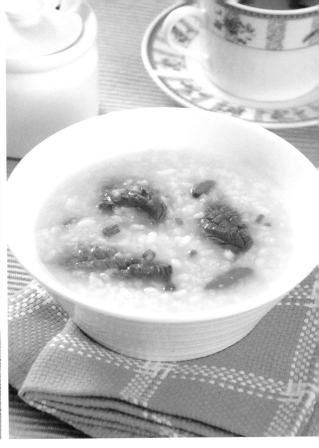

芪瓜香菇鲤鱼汤

材料：生黄芪30克，香菇20克，冬瓜、鲤鱼各500克。

做法：

1. 将黄芪用纱布包好。
2. 将冬瓜洗净，切块备用。
3. 鲤鱼洗净，除鳞、鳃和内脏备用。
4. 将黄芪、香菇、冬瓜、鲤鱼共入沙锅内加清水煮烂，不加盐。

养生笔记：鲤鱼有补脾健胃、利水消肿、通乳、清热解毒、止咳的功效。

腰花枸杞粥

材料：大米50克、猪腰100克、枸杞子6克。

调料：葱末10克，姜末5克，盐、味精各2克，黄酒15克，五香粉1克。

做法：

1. 将猪腰切开，剔尽内面筋膜，正面划出交叉花刀后切块，漂洗干净，浸泡在水中数小时，再放入沸水中焯烫，捞出备用。（腰花洗净切片，泡在水中冷藏1天以上，将更显脆嫩）。
2. 将大米洗净，加3杯水小火熬粥。
3. 加入腰花、黄酒、五香粉、枸杞子，适量葱末、姜末、盐、味精，煮沸即可食用。

月经失调

月经失调表现为月经周期异常、月经量过多或过少等症状。中医认为月经失调主要由于肾、肝、脾三脏及冲任二脉的功能失常，气血阴阳失调所致，所以，药膳也应以调节肾、肝、脾三脏及冲任二脉的功能为主。

仙灵脾炖羊肉

材料：羊肉250克，仙灵脾15克，仙茅、桂圆肉各10克。
调料：盐3克。

做法：
1. 将羊肉洗净，仙灵脾、仙茅、桂圆肉用纱布包裹。
2. 将全部材料放入沙锅，加适量清水，用大火煮沸后，转小火炖煮3小时，去药包，加盐调味即可。

西洋参炖乌鸡

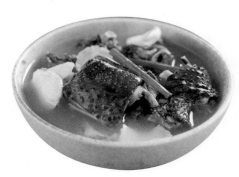

材料：西洋参10克、乌鸡1只。
调料：料酒、盐、味精、生姜片、葱段、胡椒粉各适量。

做法：
1. 将西洋参润透，切薄片。
2. 乌鸡宰杀后，去毛、肠杂及爪；姜洗净，拍松；葱洗净，切段。
3. 将西洋参、乌鸡、姜片、葱段、料酒同放炖盅内，加水烧沸，用小火炖至肉熟烂，加盐、味精、胡椒粉调味即可。

养生笔记：仙灵脾、仙茅有补肾壮阳、祛风除湿的功效，桂圆肉温补心脾，羊肉具有温补作用。

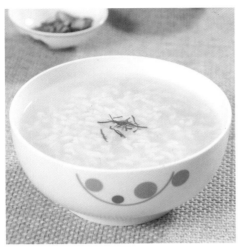

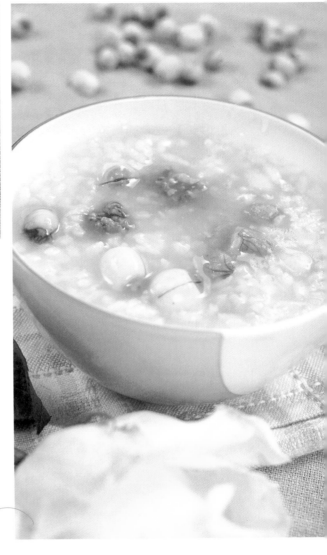

红花通经益肤粥

材料：红花3克、当归10克、丹参15克、糯米100克、红糖30克。

做法：

1. 糯米洗净，用清水浸泡1小时；红花、当归、丹参一起放入沙锅中，用水煎两次，取药汁。
2. 将糯米置于沙锅中，加药汁与适量清水，用大火煮沸转小火煨成粥，加红糖拌匀即可。

核桃莲子粥

材料：核桃肉60克、莲子30克、大米100克。

做法：

1. 将核桃肉、莲子、大米淘洗干净。
2. 将三味一同放在锅内，加适量清水，中火煮成粥即可。

养生笔记：核桃肉补肝肾，莲子健脾，两者合用，能补肝肾、健脾。

痛经

　　痛经是指妇女在月经来潮的前两天，或行经期间小腹部位出现疼痛甚至导致腰腿疼痛的一种疾病。中医认为痛经多由气血失调、气机不畅、血行受阻所致，食疗当以调理冲任气血为基本原则，采用具有通调气血作用的药膳，能起到较满意的效果。

姜椒枣糖汤

材料：生姜25克、花椒9克、红枣10颗。
调料：红糖30克。

做法：
将原料加水煎服。

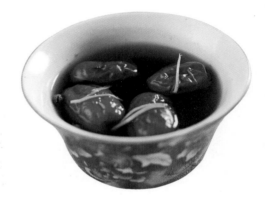

当归羊肉汤

材料：羊肉100克，当归、生姜各10克。

做法：
1. 羊肉洗净切块，与当归、生姜一起放入锅中，加水炖煮。
2. 待羊肉熟烂后，拣去当归、姜即可。

三花调经茶

材料：玫瑰花、月季花各9克，红花3克。

做法：
1. 将玫瑰花、月季花、红花碾成粗末备用。
2. 将粗末放杯中，用沸水冲泡，焖10分钟即可。

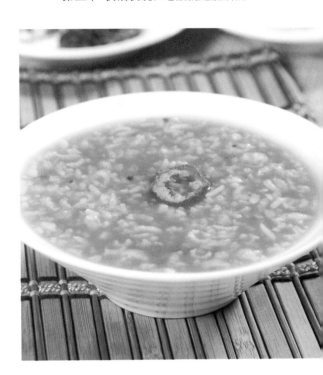

山楂去痛粥

材料：山楂30克，鸡血藤、益母草各12克，当归9克，川芎5克，大米100克。

调料：红糖适量。

做法：

1. 大米洗净，用清水浸泡半小时。

2. 将山楂、鸡血藤、益母草、当归、川芎放入沙锅中，加适量水，煎取浓汁，去渣备用。

3. 药汁中加入大米煮成粥后加红糖搅拌均匀即可。

蜜汁山药南瓜

材料：南瓜、山药各250克，红枣适量。

调料：蜂蜜适量。

做法：

1. 南瓜去皮，去瓤，洗净，切丁；山药去皮，切丁；红枣洗净，去核，切成片。

2. 将南瓜丁、山药丁、红枣片一同放进大碗，浇上蜂蜜和适量水，蒸10分钟即可。

养生笔记：山药是平补食物；南瓜中含有丰富的维生素E和维生素A；蜂蜜能润肠通便。三者一起蒸食，可有效缓解痛经。

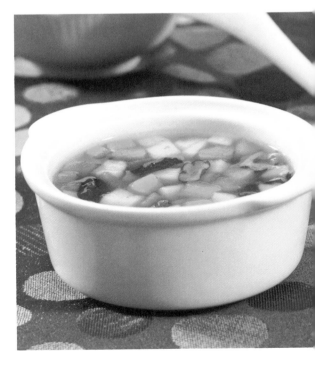

乳腺增生

　　乳腺增生是女性最常见的乳腺疾病，与内分泌失调、精神神经因素有关。其临床表现为乳房肿块、乳房胀痛或触痛，常于月经前加重，行经后减轻。此外，乳腺增生患者常有情绪烦躁、易怒、恐惧、性欲淡漠、体力下降，并多伴有妇科病。

萝卜拌海蜇皮

材料：白萝卜200克、海蜇皮100克。

调料：盐、植物油、白糖、香油、葱各适量。

做法：

1. 将白萝卜洗净，切丝，加少许盐腌渍片刻，控去水分；葱洗净，切成末。
2. 将海蜇皮切成丝，入沸水中焯一下，再放入清水中，捞起后挤干水分。
3. 将萝卜丝与海蜇丝一起放入碗中，加少许盐拌匀。
4. 锅内放入少许植物油，烧热后放入葱末炸香，趁热将葱油淋入碗内，加白糖、香油拌匀即可。

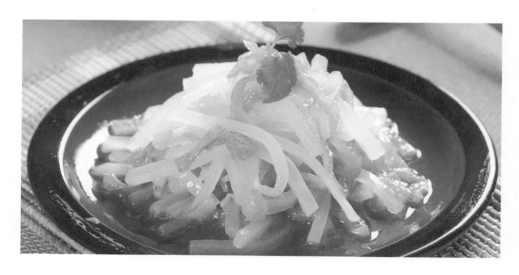

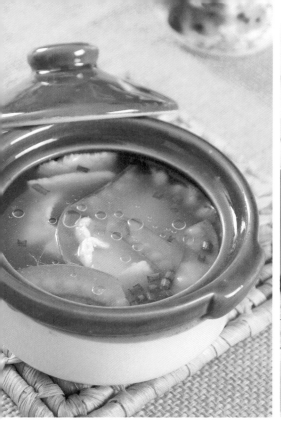
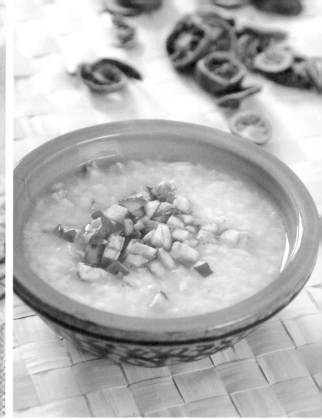

刀豆木瓜肉汤

材料：猪肉、刀豆各50克，木瓜100克。

调料：盐、水淀粉、黄酒、葱花、姜末、盐各适量。

做法：

1. 猪肉洗净，切成薄片，放入碗中，加盐、水淀粉适量，抓揉均匀备用。

2. 将刀豆、木瓜洗净，木瓜切成片，与刀豆同放入沙锅中，加适量水，煎煮半小时。

3. 用洁净纱布过滤，药汁再入沙锅，视滤液量可加适量清水。

4. 用大火煮沸，加入肉片，搅匀，调入适量黄酒，再煮沸。

5. 加葱花、姜末适量，并加少许盐，搅匀即可。

山楂青皮粥

材料：青皮10克、生山楂30克、大米100克。

调料：冰糖适量。

做法：

1. 青皮、生山楂洗净，切碎备用。

2. 将切碎的青皮、生山楂一起放入沙锅中，加适量水，煎40分钟，用洁净纱布过滤，取汁备用。

3. 将大米淘洗干净，放入沙锅中，加适量水，用小火煨煮成稠粥。

4. 粥将成时，加入青皮、山楂汁搅匀，再加入适量冰糖，继续用小火煨煮至沸腾即可。

更年期综合征

更年期综合征是指妇女绝经前后，因卵巢功能改变所致的内分泌系统功能紊乱。中医认为，更年期综合征的一系列症状主要由肾气渐衰、冲任亏虚、天癸将绝、精血不足，致使阴阳失调、气血失和所引起，所以选用药膳应以补肝肾、益气养血为基本原则。

萱草忘忧汤

材料：合欢花10克、黄花菜20克。
调料：蜂蜜20毫升。

做法：

1. 将黄花菜用清水泡发，洗净备用。
2. 将黄花菜、合欢花一同放入沙锅内，加适量水，用大火煎沸后转小火煎煮20分钟，取汁，加入蜂蜜即可。

龙牡粥

材料：石决明、龙骨、牡蛎各30克，糯米100克。
调料：红糖适量。

做法：

1. 石决明、龙骨、牡蛎加300毫升水，煎1小时去渣取汁。
2. 药汁中加糯米、600毫升水煮成粥，加红糖调味即可。

养生笔记：本方有平肝潜阳、镇静安神之功效。

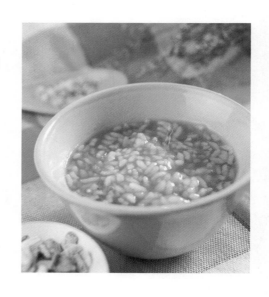

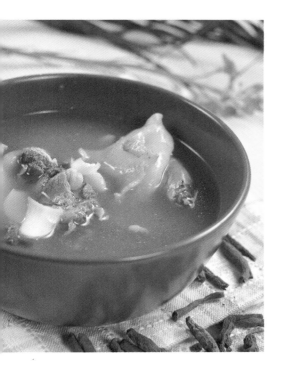

二仙龟汤

材料：仙灵脾、仙茅各10克，百合20克，龟肉150克。

调料：料酒、盐、姜各适量。

做法：

1. 仙灵脾、仙茅洗净后装入纱布袋；龟肉洗净，切小块。

2. 将药袋、龟肉及百合同放入沙锅，加料酒、盐、姜和适量清水，以小火煮至龟肉熟烂，捞出药袋即可。

养生笔记：仙灵脾、仙茅能补命门、温肾阳，具有调节机体免疫功能的功效。

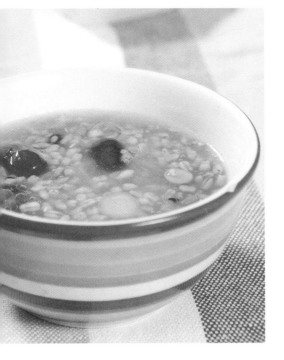

更年康粥

材料：黄芪、夜交藤各30克，当归、桑叶各12克，三七6克，胡麻仁10克，小麦100克，红枣适量。

调料：白糖适量。

做法：

1. 小麦洗净，用清水浸泡1小时。

2. 黄芪、夜交藤、当归、桑叶、三七、胡麻仁一同放入沙锅中，加水煎煮，取汁液。

3. 小麦、红枣入药汁中煮粥，加白糖即可。

产后缺乳

一般情况下，在产后2～4天饮用催乳药膳效果最好。乳汁分泌不足是由于营养不良、慢性病、健康状况差、恐惧、疼痛、精神不愉快等影响下丘脑所致。因此除了及早服用催乳药膳外，还要加强营养、充分休息、保持良好的精神状态，促使乳汁尽早分泌。

羊肉猪蹄汤

材料：羊肉100克、猪蹄2只。

调料：香油、盐、酱油、醋各适量。

做法：

1. 羊肉与猪蹄分别洗净，一同入沙锅炖。
2. 待猪蹄熟烂后，放入盐、酱油、醋调味，倒入香油即可。

养生笔记：羊肉具有益气补虚、温中暖下的功效，猪蹄可生乳通乳，此汤对产后虚冷少乳有良效。

黄酒炖猪蹄

材料：猪蹄1500克。

调料：黄酒30毫升、生姜9克、葱白2根、桂皮3克、盐10克。

做法：

1. 猪蹄去骨，洗净，加2500毫升水，投入猪蹄，烧沸，捞起，放入水中冲洗。
2. 将猪蹄、生姜、葱白、桂皮一同入锅，加水旺火烧沸，转小火煮2.5小时后，撇去浮沫，捞出猪蹄晾凉，撕成碎肉，放入原汤锅中，加入黄酒和盐调味，去生姜、葱白、桂皮，煮片刻，离火即可。

养生笔记：本品中黄酒温通经络；猪蹄有很好的催乳作用。

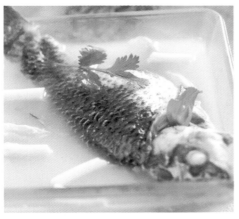

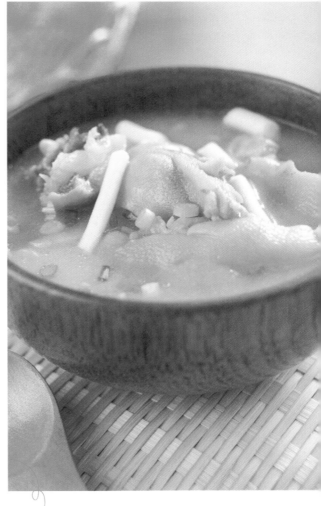

鲫鱼通草汤

材料：鲫鱼500克、通草6克。

做法：

鲫鱼除鳞甲和内脏，放水中与通草共煮。

养生笔记：本品补中益气、利湿通乳。鲫鱼味甘、性温，含蛋白质、脂肪、糖、无机盐、维生素及烟酸等，有补虚渗湿利水、温中下气、消肿胀、利水通乳之功效。

猪蹄通草汤

材料：猪前蹄1只、通草6克。

调料：盐、鸡精、葱段各适量。

做法：

1. 猪前蹄去毛，洗净，剖开两半，切成小块。

2. 锅置旺火上，加适量清水，放入猪蹄，大火待汤煮沸后，改用小火煲1小时。

3. 加入通草煮半小时，撒入盐、鸡精、葱段即可食用。

阳痿、早泄

阳痿、早泄是常见的男性性功能障碍，其发病原因主要有精神过度紧张、焦虑恐惧等。此外，男性尿道炎症、龟头炎等也是造成阳痿、早泄的原因。一般通过食疗，大部分患者都能收到很好的效果。

早泄药补方

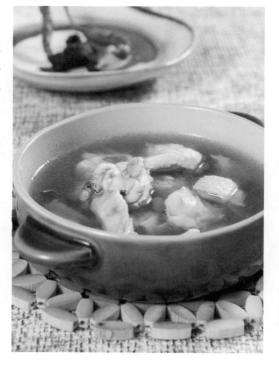

材料： 鹿衔草30克，熟地黄、仙灵脾各20克，山药30克，巴戟、熟附片各15克，肉桂5克，五味子、枸杞子各12克，鹿角胶、茯苓各10克，子公鸡1只。

调料： 葱段20克、姜片15克、料酒30克、盐10克。

做法：

1. 子公鸡处理干净。

2. 将鹿衔草、熟地黄、山药、巴戟、枸杞子、茯苓、仙灵脾、肉桂、五味子用纱布袋装好，扎紧袋口，放药罐内，每次加水1500毫升，煎煮半小时，共煎煮2次，合并药液备用。

3. 鹿角胶放入锅中，加适量水炖至溶化。

4. 熟附片放炖锅内，加300毫升水，煎煮1小时后，放入药液、鸡、料酒、葱段、姜片、盐，大火煮沸，再用小火炖50分钟即可。

养生笔记：鹿衔草能补虚、益肾、祛风除湿、活血调经、补肾强骨、止咳、止血。熟地黄用于肾阳不足、命门火衰、畏寒肢冷、阳痿遗精、小便遗沥等。

三子泥鳅汤

材料：活泥鳅200克，韭菜子、枸杞子、菟丝子各20克。

调料：盐、鸡精各少许。

做法：

1. 将泥鳅沸水烫杀，洗净。

2. 韭菜子、枸杞子、菟丝子均洗净，韭菜子与菟丝子装入纱布袋，口扎紧。

3. 将泥鳅、枸杞子、纱布袋一同入锅，加入水，用大火煮沸后再改小火煨至水剩余300毫升时，取出布袋，加入盐、鸡精调味即可。

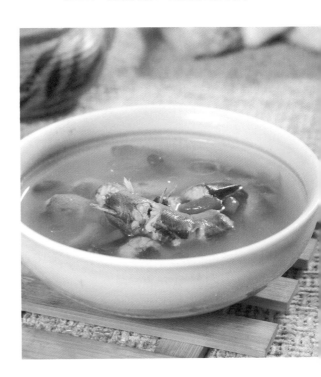

核桃炖蚕蛹

材料：核桃仁200克、蚕蛹100克。

调料：植物油、料酒、盐、味精各适量。

做法：

1. 蚕蛹用水冲洗干净；核桃仁洗净，掰成小块。

2. 锅置火上，倒入植物油，烧至六成热时，下洗好的蚕蛹，炒熟装碗。

3. 在碗里放入核桃仁，拌入料酒、盐，隔水蒸熟，加味精调味即可。

养生笔记：蚕蛹是典型的高蛋白、低脂肪食物，包括人体必需的8种氨基酸和维生素，有益脾胃、壮阳的功效。

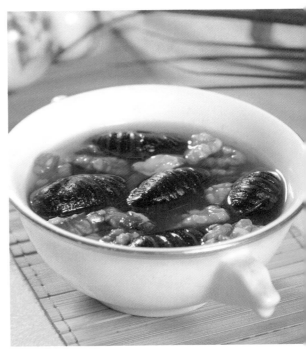

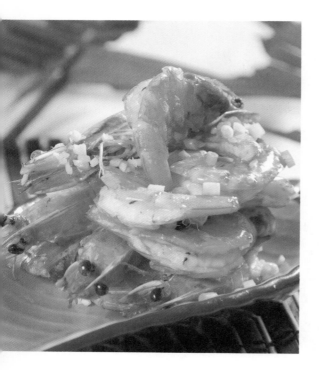

米酒炒大虾

材料： 对虾300克。

调料： 米酒、植物油、盐、姜、葱、白糖、鸡精、香油各适量。

做法：

1. 将对虾剪去须、爪和尾，从头、背开口，取出沙包和沙线，洗净，放入米酒中浸泡15分钟取出；葱、姜洗净，用刀拍散，切成末。

2. 锅置火上，倒入油烧热，先下葱末、姜末炒香，再下入用米酒腌渍好的虾段，大火炒熟，放入盐、白糖翻炒均匀，调入鸡精，淋入香油，起锅装盘即可。

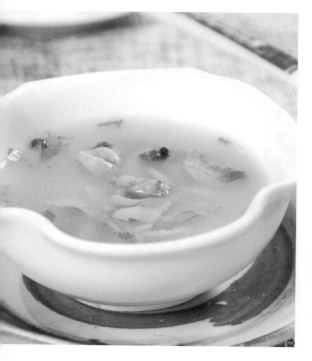

羊肾汤

材料： 鲜羊腰1对、猪骨头汤1碗、猪脊髓1副。

调料： 花椒10粒、胡椒末少许、姜末5克、葱白2根、香菜末3克、盐适量。

做法：

1. 把羊腰剖开，去筋膜，冲洗干净，切成薄片；猪脊髓切成小段。

2. 把骨头汤与花椒、胡椒末、盐、姜末、葱白一起放入锅内，用小火烧沸，把猪脊髓放入汤中，煮约15分钟，再投入羊腰，改用大火烧沸3分钟，倒入碗内，撒上香菜末即可。

枸杞炖羊肉

材料：羊腿肉150克、枸杞子20克。

调料：高汤、葱、姜、料酒、盐、鸡精各适量。

做法：

1. 将羊肉整块入沸水锅内煮透，放入凉水中洗净血沫，切成方块；葱洗净切成段，姜洗净切成片。

2. 铁锅烧热，下羊肉、姜片翻炒，烹入料酒炝锅，炒透后，将羊肉同姜片一起倒入大沙锅内，放入枸杞子、高汤、盐、葱段烧沸，撇净浮沫，加盖，用小火将羊肉炖烂，挑出葱、姜，放入鸡精调味即可。

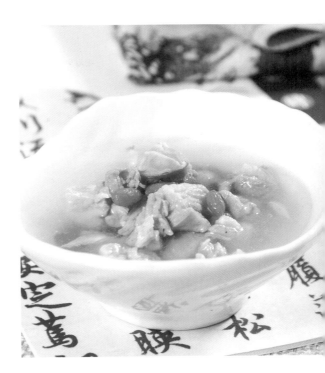

北芪炖乳鸽

材料：北芪、枸杞子各30克，乳鸽1只。

调料：盐适量。

做法：

1. 乳鸽宰杀，去杂毛、内脏，洗净，备用。

2. 将乳鸽、北芪、枸杞子同放炖盅内，加适量水，隔水炖熟，加盐调味即可。

　　养生笔记：北芪可补气固表；枸杞子可滋补肝肾、益精明目；乳鸽有益气养血、促进血液循环的功效。三味相合，可补益男子肾精，治疗阳痿、早泄。

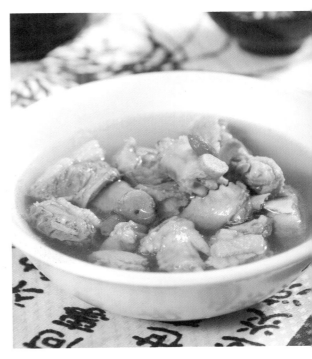

脱发

全身营养不良或代谢功能减退都会造成营养障碍，从而导致头发干燥、发根萎缩、脆而易脱，严重者会造成早秃。预防脱发要注意补充一些头发生长所必需的营养物质，如铁、硫、维生素A和优质蛋白质，同时要忌食刺激性食物，改善不良的生活习惯等。

生发黑豆

材料：黑豆500克。

调料：盐适量。

做法：

1. 将黑豆洗净，用清水浸泡4小时。
2. 沙锅中加入1000毫升水，用大火煮沸后转小火熬煮，煮至豆粒饱胀为度。
3. 取出黑豆，加盐，密封存储即可。

养生笔记：本品具有生发、护发之功效。黑豆含有丰富的蛋白质、脂肪、糖类、黑色素、胡萝卜素、B族维生素等，适合脾虚水肿、肾病水肿者食用，也可用于脱发的治疗。

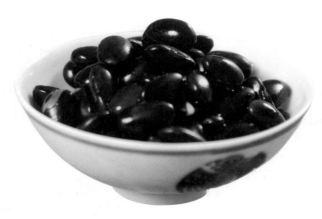

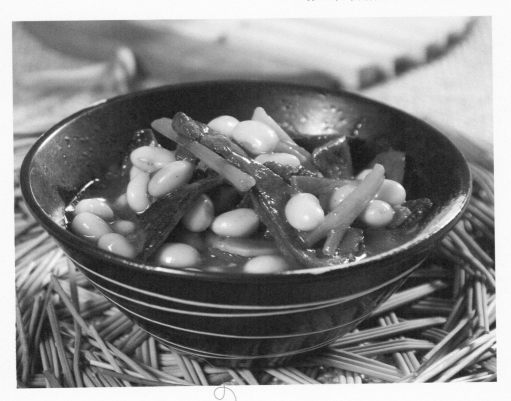

首乌黄豆烩猪肝

材料：鲜猪肝250克、黄豆50克、何首乌15克。

调料：葱、姜、盐、白糖、鸡精、植物油各适量。

做法：

1.何首乌放入沙锅中，加水煮沸20分钟，取药汁备用。

2.姜洗净切片；葱洗净切段。

3.炒锅置火上，放入少量植物油烧热，下黄豆煸炒至出香味，倒入何首乌汁，煮沸后下猪肝、姜片、葱段，大火烧沸后转用小火焖煮至豆酥，加盐、鸡精、白糖调味，起锅食用即可。

栗子红枣粥

材料：栗子粉200克、红枣12颗、桂圆肉10克。

调料：蜂蜜20毫升。

做法：

1.红枣洗净去核。

2.将红枣与桂圆肉一起放入沙锅中，加适量水，煮沸半小时。

3.放入栗子粉再煮10分钟，加蜂蜜调味即可。

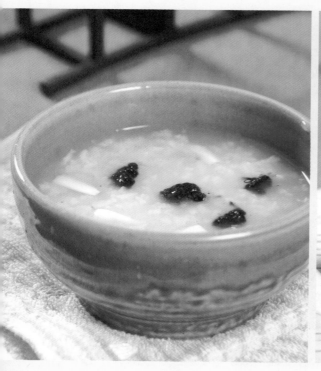
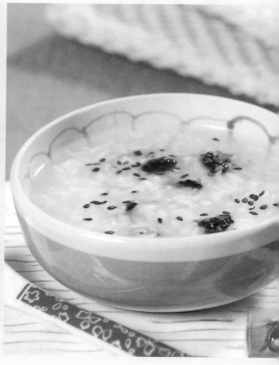

桑葚百合粥

材料：鲜桑葚15克、糯米100克、鲜百合30克。

调料：冰糖30克。

做法：

1. 将桑葚洗净，用清水浸泡2小时；百合去尖，洗净，用清水浸泡2小时。

2. 糯米淘洗干净，用清水浸泡1小时后放入沙锅内，加入桑葚、百合及浸泡桑葚、百合的水，用大火煮沸后，转小火煨成粥，粥成时加入冰糖，煮至冰糖溶化即可。

养生笔记：此粥补肾益精、滋肝明目、安神养心、丰肌泽发、乌发固齿。

桑葚乌发润肤粥

材料：桑葚50克、黑芝麻60克、大米90克。

调料：白糖20克。

做法：

1. 大米洗净，用清水浸泡30分钟。

2. 桑葚洗净，芝麻研磨成细粉。

3. 将大米放在沙锅内，加入桑葚、芝麻粉和适量清水，用大火煮沸后转小火煨成粥，加入白糖调味即可。

养生笔记：本品能滋阴养血、乌发泽肤、补气益肺、延年益寿。

黑米子鸭包

材料：面粉500克，黑米面、芽菜各200克，去骨肉鸭400克。

调料：盐、鸡精、胡椒粉、香油、水淀粉、姜末、葱末、植物油、泡打粉、发酵粉各适量。

做法：

1. 肉鸭洗净，切粒备用；芽菜洗净，压干水分，切末备用。

2. 锅内倒植物油烧至六成热时，加入姜末、葱末炒香，下鸭肉粒炒散，下芽菜末，炒至入味时放盐、鸡精、胡椒粉、香油，用水淀粉勾芡，盛出待冷，放入冰箱冷冻30分钟。

3. 面粉、黑米面、泡打粉、发酵粉放入盆中和匀，加水揉匀成面团，盖上湿布稍饧片刻。

4. 面团揉透搓条，下剂子，擀成皮。取皮，包入鸭馅，捏成柳叶形，做成子鸭包生坯。蒸锅置火上，放入子鸭包生坯蒸熟，装盘即可。

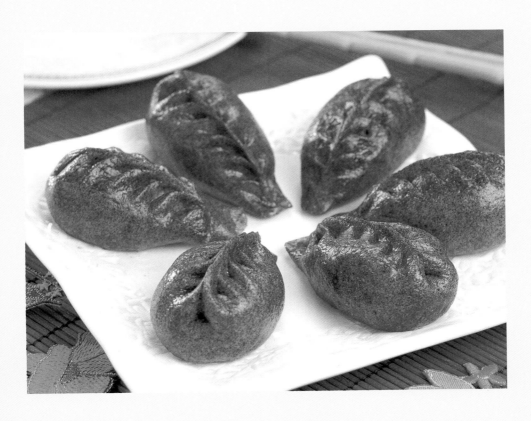

前列腺疾病

　　前列腺疾病包括前列腺炎、前列腺增生等。前列腺炎通常是尿路感染引起的，患者多有全身不适、发热、寒战、阴茎内及根部疼痛等症状；前列腺增生发病初期会有尿频、排尿困难等症状。前列腺疾病通过食疗可以获得较好的效果。

葱白橘葵糖

材料：葱白20克、橘红粉50克、炒冬葵子400克。
调料：白糖500克。

做法：

1. 葱白洗净，剁成泥。

2. 将白糖放锅中，加水少许，用小火煎熬至黏稠，加入冬葵子、橘红粉、葱白泥调匀，再继续熬至用铲挑起糖呈丝状而不粘手时停火。

3. 趁热倒入瓷盘，待凉透，压平切块即可。

利尿蛤蜊肉

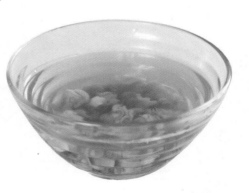

材料：蛤蜊肉250克，牛膝30克，车前子、王不留行各20克。
调料：盐、鸡精各适量。

做法：

1. 将蛤蜊肉洗净泥沙。

2. 把牛膝、车前子、王不留行装入纱布袋内，与蛤蜊肉一起放入沙锅中，加适量清水，用大火煎沸，转小火煎煮30分钟。

3. 取出药袋，加盐、鸡精调味即可。

苏蜜煎

材料：鲜藕300克、蜂蜜40毫升、生地黄10克。

做法：

1.藕洗净，去皮后切成小丁。

2.生地黄放入沙锅中，加适量水煎取80毫升药汁。

3.将藕丁、蜂蜜、地黄汁混合后放入沙锅中，用微火稍煎即可。

　　养生笔记：本品凉血益阴、益气通淋。生地黄清热消炎、养阴、生津，用于阴虚内热、骨蒸劳热、内热消渴、吐血、发斑发疹等。

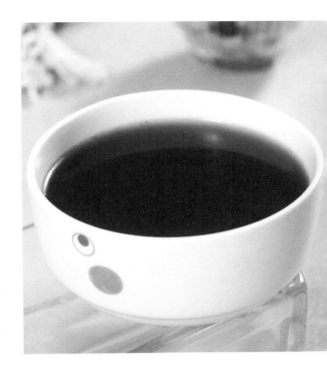

山药菟丝粥

材料：怀山药30克、菟丝子10克、糯米100克。

调料：白糖适量。

做法：

1.糯米洗净，用清水浸泡2小时；怀山药去皮，洗净切片。

2.将菟丝子放入沙锅中加水煎取汁。

3.将怀山药片、糯米同煮成粥，加入药汁同煮片刻后调入白糖即可。

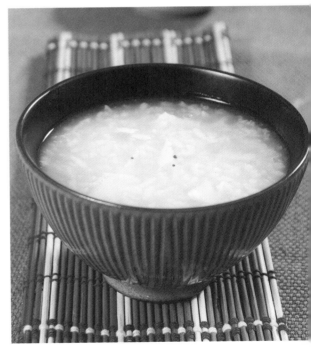

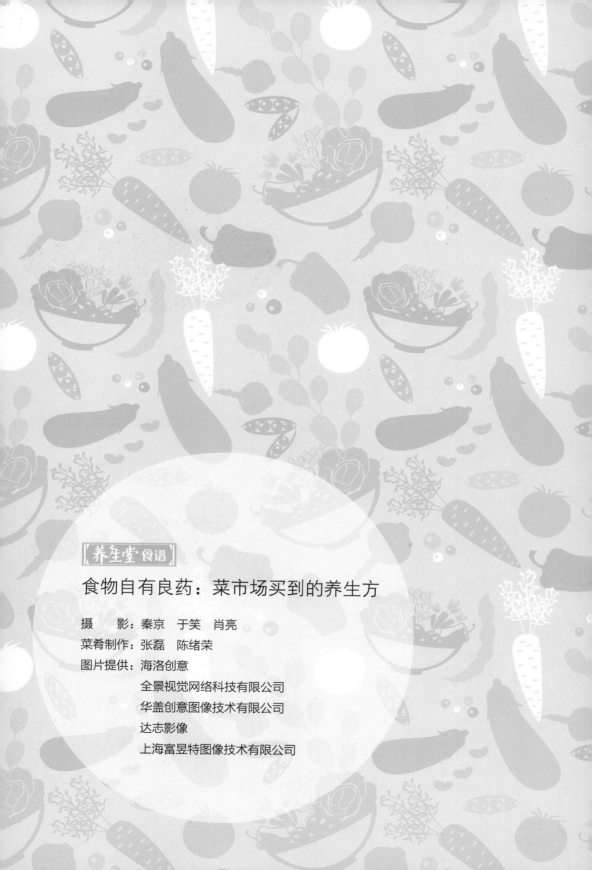

【养生堂 食谱】

食物自有良药：菜市场买到的养生方

摄　　影：秦京　于笑　肖亮

菜肴制作：张磊　陈绪荣

图片提供：海洛创意

　　　　　全景视觉网络科技有限公司

　　　　　华盖创意图像技术有限公司

　　　　　达志影像

　　　　　上海富昱特图像技术有限公司